KB112143

해부학에 근거한 MIO 침법

해부학에 근거한 MIO 침법

발행일   2021년 8월 18일

지은이   두솔(斗率) 김동현
펴낸이   손형국
펴낸곳   (주)북랩
편집인   선일영   편집   정두철, 배진용, 김현아, 박준, 장하영
디자인   이현수, 한수희, 김윤주, 허지혜   제작   박기성, 황동현, 구성우, 권태련
마케팅   김회란, 박진관
출판등록 2004. 12. 1(제2012-000051호)
주소   서울특별시 금천구 가산디지털 1로 168, 우림라이온스밸리 B동 B113~114호, C동 B101호
홈페이지 www.book.co.kr
전화번호 (02)2026-5777   팩스   (02)2026-5747

ISBN   979-11-6539-937-5 93510 (종이책)   979-11-6539-938-2 95510 (전자책)

Korean Medical Acupuncture

해부학에 근거한
MIO 침법

두솔 김동현

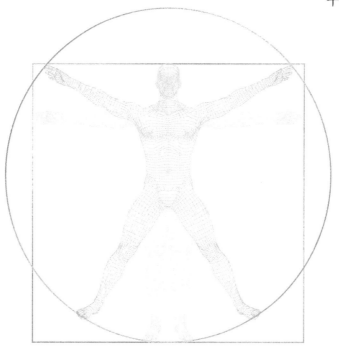

동양의학과
서양의학을 결합한
침술의 신세계

30년 경력의
현직 병원장
필생의 연구

환자들 사이에
명의(名醫)로 소문난
한의사의 비기

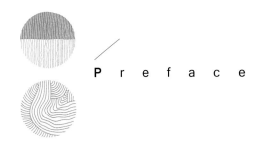

P r e f a c e

30여 년 전 즈음에 막연한 생각이었지만, 이 세상에 태어나 거대한 역사의 수레바퀴 속에서 비록 찰나의 순간을 살다 가더라도, 인류에 도움을 줄 수 있는 무언가를 하고 가야겠다는 하나의 목표를 세웠었다.

의학의 가파른 발전으로 서양의학이 생사의 기로에서 방향을 제시해주며 많은 부분을 감당해내고 있지만 서양의학의 사각지대가 폭넓게 존재하고, 아직도 밝혀야 할 인체의 신비가 무궁무진하기에, 한의학은 서양의학의 사각지대를 담당하며 건강한 삶을 위한 방향을 제시하는 보완의학으로서의 역할이 중요하다.

그렇기에 생사의 기로에 서 있는 매우 막중한 병증보다는 비건강의 상태로 삶의 질을 떨어트리는 증상들에 대해 다시 건강한 상태로 회복시켜주는 의술로 침의 목표를 설정한다면 침은 그 역할을 매우 훌륭히 수행할 수가 있을 것이다.

이 세상에 매우 많은 치료 방법과 침법들이 있지만, 현대적인 해부학의 관점에서 쉽게 설명할 수 없는 부분들이 많았던 것 같다. 그래서 현 시대에 맞게 해부학에 근거한 의학적인 치료법을 찾아내기 위해 오랜 시간 많은 고민을 하였다.

그 결과로 해부학에 근거하여, X-ray를 진단도구로 삼아 근육의 MIO로 치료하는 새로운 치료법을 만들게 되었다.

전 세계의 어느 누구나 이것을 배워 의료현장에서 환자의 병증을 덜어내는 데 도움이 되었으면 좋겠다.

그것으로 내가 이 세상에 나온 소명을 다하게 될 것이라 생각한다.

2021년 7월

斗率 金東賢

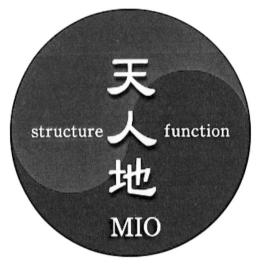

structure 天人地 function

MIO

Korean Medical Acupuncture

C o n t e n t s

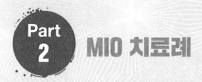

Part 2 MIO 치료례

Doosol's Korean Medical Acupuncture

MIO 침법

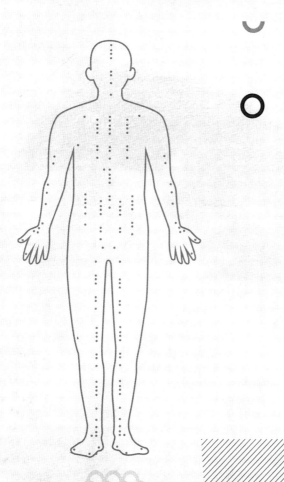

서양의학의 치료는 약물투여나 물리치료 등의 경과관찰을 거친 후에 바로 수술로 연결되는 구조를 가지고 있다. 현대 병증에 매우 많은 영역을 담당하고 있지만, 결정적인 단점은 환자가 가지고 있는 자가치유 능력을 도와주는 과정이 없다는 것이다.

동양의학은 약물투여 및 침, 뜸, 부항 등의 자가치유 능력을 최대한 발휘시켜주는 장점을 가지고 있지만, 또한 수술을 할 수 없다는 의학적인 한계가 있다.

자가치유 능력을 최대한 발휘시켜주는 목적으로 서양의학에서도 동양의학의 방법론이 보조적으로 쓰이고 있지만, 서양의학자들이 동양의학의 방법론을 충분히 납득하기에는 서로의 학문체계가 너무 다른 게 현실이다.

이에 필자는 30년간 임상을 해오면서 어떻게 해야 동서양 의학의 학문 간 상호 이해를 이끌어낼 수 있을까를 고민하였다. 자가치유 능력을 최대치로 이끌어내는 것이 동양의학의 최대 강점인데, 이것을 서양의학자들이 쉽게 납득할 수 있게 하는 방법이 무엇일까?

그에 대한 해답은 서양의학의 해부학에 근거한 침의 새로운 해석이었다.

기존의 동양의학에서는 경혈론에 입각한 경혈을 기준으로 하여 의안을 세워 치료하게 된다. 필자도 경혈을 비롯한 다양한 방법의 치료를 오래 해왔지만, 동서양 의학의 소통 부재 문제를 해결하기 위해서는 해부학에 바탕을 둔 과학적 접근이 가능한 침법이 꼭 필요하다는 결론을 내리고 지금에 이르렀다.

해부학에 근거한 침의 해석을 통하여, 서양의학자들도 쉽게 이해할 수 있는 동서양 의학 통합의 길을 열었다. 이를 바탕으로 동서양의 의학자들이 침에 대해서 동일한 인식을 가지고 대화를 할 수 있게 될 것이고, 더 나아가 상호 협력과 연구를 통하여 서양의학의 사각지대를 보완하는 정규의학으로 받아들여지게 될 것을 기대한다.

01 침의 자침 목표

침 시술에 있어서 치료의 목표로 하는 것은 근육, 혈관, 신경, 골격, 척수액의 조절이다.

근육의 자침은 근육 자체의 속성에 따른 치료(TP 자침으로)를 보장해주는 점도 있고, 혈관 및 신경 역시 근육 속으로 지나가거나 근육 주위를 지나가므로 근육의 자침은 결과적으로 혈관의 압박을 해소하는 작용을 하게 되고 신경의 눌림 또한 풀어주게 된다. 여기서 근육에는 근육, 건이 다 포함되는 것으로 이해하면 된다.

골격에는 골격들을 연결시켜 골격구조를 지탱할 수 있도록 하는 인대들이 결합되어 있다. 이 인대들은 주로 심부에 위치하고 있으면서 급격한 외력이나 만성적 자극 등에 의해 변형이 되는데, 변형된 경우에 침이 해당 인대의 깊이까지 접근할 수 있어서 인대의 문제로 인해 발생한 병증을 정상으로 회복시키기 위한 중요한 역할을 하게 된다. 인대파열이나 뼈의 골절 등은 침의 적용 병증이 아니다.

대부분의 병증에는 근육치료가 1차적이나, 병의 원인이 근육에 있지 않고 심부의 인대에서 기인하는 병증인 경우에는 인대 자극이 필요하다. 많은 인대 중에 특히 척추에서의 뼈대를 지탱해주는 극간인대는 척추치료의 기본 자리가 된다.

척주의 비틀림이 생기는 경우, 척수강으로 흐르는 척수액의 흐름에 장애가 생기게 되는데, 척추간의 협착이나 비틀림은 해당 척추에서 분지하는 척수신경의 전달에 장애를 주어 다양한 증상이 나타나게 된다. 척수액 흐름의 장애로 인한 증상으로는 뇌진탕이 가장 흔하게 관찰된다.

근육학은 개개의 개별적인 근육의 속성을 설명해놓은 것이다. 그러나 그것만으로는 부족하며, 근육학을 기초로 하여 개개의 근육이 혈관과 신경에 미치는 작용 및 그로 인한 혈액의 흐름 조절, 신경포착의 해소, 그리고 근육의 작용으로 인한 골격구조의 변형에 의한 자세 및 척수액의 흐름까지 이해범위를 넓혀야 한다.

골절, 파열 등과 같은 조직 손상을 제외한 병증으로 침의 역할은 제한되지만, 골절, 파열 등으로 인한 수술 후의 빠른 회복에도 침의 역할은 무궁무진하다.

02 침의 굵기와 치료율

침은 0.35~0.5㎜ 굵기를 가지고 있고, 그 자극은 점자극이 된다. 그러기에 넓은 부위의 근육의 문제가 동반된 경우 산침이나 도마침, 부항 등의 방법을 쓸 수 있고, 겸하여 한약처방을 내릴 수도 있지만, 추나, 도수, 약침 등의 다른 방법도 필요하게 된다.

침은 그 자체의 치료가능영역이 있기 때문에 침으로 모든 병증을 다 고쳐내는 것은 아니다. 침으로 적절한 치료가 되는 증상이나 병증도 있고, 침보다는 다른 방법이 더 효과적인 병증도 있게 된다.

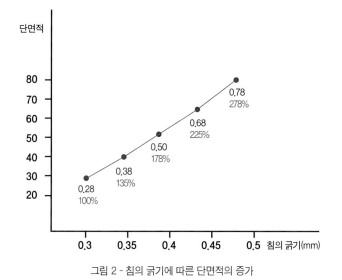

그림 2 - 침의 굵기에 따른 단면적의 증가

위 그림은 침의 굵기에 따른 단면적의 비율을 표시한 것으로 자침 부위의 자극량의 세기를 보여준다.

인체의 병증을 치료하는 데 있어서 중요한 조건이 있는데, 자침 부위에 따라서 어떤 병증이 치료되기 위해서는 그 부위에 맞는 강도의 자극량이 가해져야만 그 병증이 풀리게 된다.

그래서 "안 아프게 놓겠다"며 가느다란 침을 쓰는 경우에는 절대로 치료 효과를 볼 수 없는 그런 병증이 많다. 가령 방문을 넘어가려면 그 방의 문턱을 올라가야 방문을 넘어갈 수 있는데, 가는 침을 쓴다는 것은 마치 그 문턱의 높이보다도 한참 작은 바퀴를 단 자동차로 문턱을 넘어보려고 하는 것과 같아서, 결코 그 문턱을 넘어설 수 없는 것과 같은 것이다.

어떤 병증을 치료하기 위해서 어떤 자리를 선택하고, 자침할 때에는 과연 침의 굵기가 이 병증을 치료하기에 적합한가를 생각해야 한다.

F(자극강도) = Time(염전시간) × Thick(침굵기) × Speed(염전속도)가 침의 공식이다.

충분히 굵은 침으로 충분한 시간을 염전하면서 염전속도 또한 빠르게 하여야 가장 강력한 자극을 인체에 주어 가장 뛰어난 치료 효과를 얻게 됨을 의미하는 공식이다. 통상적으로 L5를 자극하여 뇌진탕을 치료하고자 할 때나 ra를 자극하여 상부 혈류흐름을 안정화시키고자 할 때 임상적으로 최소 60초 정도의 염전시간을 가져야 하는데, 염전시간과 염전속도가 고정이라면 자극강도를 높이는 방법은 침의 굵기를 올리는 방법 말고는 없다.

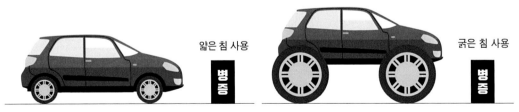

얇은 침 사용   병증   굵은 침 사용   병증

그림 3 - 침의 굵기에 따라 치료가능 여부가 정해진다.

chapter

03 자침 후 자침 부위 통증 처리

1. 척추간 자침 후 통증

초심자들의 경우 극간인대를 자침하면서 자침 술기의 미숙으로 인대를 정확히 타격하지 못하고 긁는 듯이 자침하게 되어서 자침하고 나서 침 맞은 부위가 계속 쑤시거나 아프다고 하는 경우가 있다. 이런 경우에는 다시 엎드리게 하여서 0.5㎜ 침으로 L5를 1~2분 정확히 자침하고 염전해주면 대부분 바로 풀리게 된다. 척주의 가장 큰 부위이기 때문에 이 부분을 강하게 염전하면 척추가 정상적으로 정렬이 되어 회복되기 때문이다.

2. 구허(GB40) 자침 후 통증

구허(GB40)는 talus와 calcaneus 사이의 틈새를 자침하는 것으로 수많은 경험을 통하여 자침 술기를 터득해야 하는 자리이다. 또한 임상에서 매우 요긴하게 쓰이는 자리이기 때문에 반드시 자유자재로 놓을 수 있게 익숙해져야 하는 자리이다.

구허(GB40) 자리는 외과 쪽에서 자침하여 약간 경사지게 하여 내과 쪽으로 투자되는 자리로, 2/3쯤 밀어넣고 나서 뭔가 막히는 느낌이 드는데 이것까지 관통시켜야 구허(GB40)의 원래 혈성이 정확히 나타난다. 이 과정에서 흔히 술기 미숙으로 인해 발침 후에 걸음을 걷지 못할 정도로 시큰거리고 절뚝이게 되는 일이 흔하게 나타난다. 이런 통증을 풀어주기 위해서는 수지침의 방식을 따라주면 간단히 처리할 수 있다.

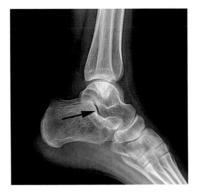

그림 4 - 구허(GB40) 위치

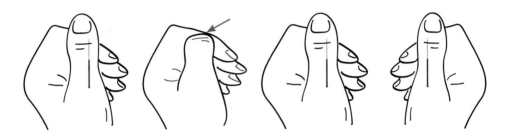

그림 5 - 수지침의 발목 자리

　수지침의 발목에 해당하는 부위는 엄지손가락의 첫째 관절이다. 이 관절의 내측(엄지 손가락을 구부렸을 때 각이 지는 부위) 부위를 0.2~0.25㎜ 수지침으로 횡자해주고, 5분 정도 걸게 하면 구허(GB40) 자침 부위의 통증이 풀린다. 오른쪽 발목이 아프다면 좌측 엄지손가락의 구허(GB40) 부위를 자침하고, 왼쪽 발목이 아프다면 우측 엄지손가락의 구허 부위를 자침한다.

3. 장경인대 자침 후 통증

　장경인대의 중간 부위나 대퇴골두 상단에 연접하여 자침 후에 발침하고 나서 통증을 호소하며 절뚝이게 되는 경우가 있는데, 이것도 역시 구허(GB40) 자침 후의 통증을 풀던 방식대로 수지침의 엄지손가락의 엉덩이 부분에 해당하는 부위를 0.2~0.25㎜ 정도의 가는 침으로 자침하고 5분 정도 걷는 운동을 시키면 풀린다.

  이 부위는 횡자보다는 직자로 자침한다.

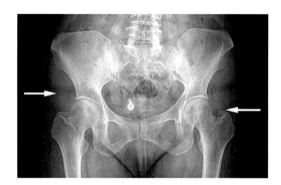

그림 6 - 장경인대 자침 위치

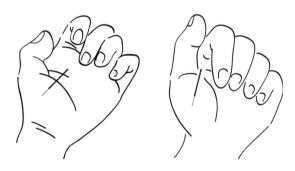

그림 7 - 수지침의 고관절 자리

04 치료점 선택의 원리

대부분의 통증 및 감각이상, 운동범위 제한에 있어서 해당 병처를 자침하는 것도 필요하지만, 임상에서 보게 되면 원위에 위치하고 있는 연결된 어떤 부위의 자침을 통한 치료가 매우 효과적인 경우를 많이 본다. 그 빈도로 비교해 보자면 어떤 병증에 있어서 자침 부위를 선정할 때 아프다는 곳을 자침해서 해결될 수 있는 게 30% 정도라면, 아프다는 곳과는 무관해 보이는 다른 원위부의 자침으로 해결되는 게 70% 정도로 더 많이 나타난다.

이런 임상에서의 실제 통계는 자침 부위 선정에 있어서 원위부 선택이 반드시 필요함을 말하는 지표이며, 국소적 통처 부위에 집중하는 서양의학이나 아시혈을 선호하는 한의학 방식에 한계가 있음을 보여주는 것이다.

침은 그 자체의 속성으로 긴장된 영역을 이완시키는 작용이 있기 때문에, 통처에 직접 자침하는 방법(아시혈 자침)도 있지만, 전신이 상호 연결되어 작용하는 인체의 구조로 인해서 환자가 호소하는 통증이나 가동범위 제한 등의 원인이 실제로는 통처와는 다른 곳의 고장이나 복합작용으로 인한 경우가 많다. 따라서 환자가 호소하는 어떤 증상에 대해서 어떻게 원위부의 치료점을 찾을 것인지에 대한 인체의 생리적인 구조와 규칙을 이해할 필요가 있다.

이제 그러한 원위 치료점을 구하는 원리를 통하여 인체의 구조에 대한 이해가 깊고 넓어지게 될 것이고, 치료의 가능성이 훨씬 더 높아지게 될 것이다.

먼저 골격계의 원위 치료점을 찾는 원리, 그리고 다음으로 근육의 MIO를 통한 원위 치료점을 찾는 원리를 적고자 한다.

1. 天人地 三部論

고대의 인간은 우주를 관찰할 때, 하늘은 圓(○)으로, 땅은 方(□)으로, 사람은 角(△)으로 보았다. 즉, 우주가 이 세 가지로 이루어져 있다고 보았다. 여기에 三의 원리가 들어있다. 또한 사람의 외형을 頭圓象天, 足方象地, 角弓象人으로 관찰하여, 인체에도 우주와 같은 三의 원리가 있다고 보았다. 그래서 인체를 "소우주"라 부르게 된 것이다.

이 三의 원리에 대한 해석은 천부경에 들어 있다.

天符經

一始無始一

析三極無盡本

天一一地一二人一三

一積十鉅無匱化三

天二三地二三人二三

大三合六生七八九

運三四成環五七

一妙衍萬往萬來

用變不動本

本心本太陽

昂明人中天地一

一終無終一

고대인은 우주를 이해할 때, 고개를 들어 하늘을 보고 天-一로, 땅을 보고 地-二로, 사람을 보고 人-三으로 하였는데, 이것은 體를 말하는 것이고, 用으로써는 天-三, 地-三, 人-三이라 하였다. 우주는 三의 이치로 이루어져 있다. 하늘, 땅, 사람도 다 三의 이치를 가지고 있다. 하나는 셋으로 나눠도 그 본은 다하지 않는다(析三極無盡本). 하나가 계속 쌓여 10이 되어도, 다시 三으로 된다(一積十鉅無匱化三).

이렇게 우주의 원리[1]로서 三이 있음을 말하였다.

桓檀古記 太白逸史 蘇塗經典本訓에 보면 다음과 같이 나와 있다.

所以執一含三者 乃一其氣而三其神也, 所以會三歸一者 是亦神爲三而氣爲一也

夫爲生也者之體 是一氣也, 一氣者 內有三神也 智之源亦在三神也

三神者 外包一氣也 其外在也一 其內容也一 其統制也一 亦皆含會而不歧焉

其爲字之源 含會執歸之義 存焉也.

필자는 이 중 執一含三, 會三歸一을 인체의 해부학적인 해석의 구절로 이해하였다. 팔을 보면 견관절, 팔꿈치관절, 손목관절의 3부분으로 이뤄져 있고 이것은 다시 하나가 되어 순환되는 개념으로 이해한 것이다.

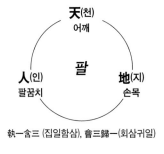

執一含三 (집일함삼), 會三歸一 (회삼귀일)

그림 8 - 天人地의 순환

---

1) 이것은 서양의 Trinity(삼위일체)와 유사하다. 神이 體 - 用이 聖父, 聖子, 聖靈으로 된다. 佛家에서의 一心(體)-佛, 法, 僧(用)의 三寶와도 유사하다.

인체의 관절이나 척추를 보면 구별이 되는 지점(天, 人, 地의 3지점)이 나오는데, 모든 부위에 대해 三으로 나눠서 연결시킨다.

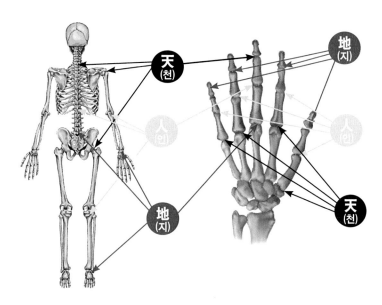

그림 9 - 인체의 부위별 천인지

척추(경추, 흉추, 요추), 상지(상완, 하완, 손), 하지(대퇴, 하퇴, 발), 손가락, 발가락이 모두 해당된다.

척추는 경추, 흉추, 요추로 되어 있고, C7-T1(天), T12-L1(人), L5-S1(地)이다.

상지는 상완골, 하완골, 손으로 되어 있고, 견관절(天), 팔꿈치(人), 손목(地)이다.

하지는 대퇴골, 경비골, 발로 되어 있고, 고관절(天), 무릎(人), 발목(地)이다.

가운뎃손가락, 가운뎃발가락은 손끝의 첫째 관절이 天, 둘째 관절이 人, 셋째 관절이 地가 된다.

손, 발의 1, 2指 및 4, 5指의 끝단의 첫째 관절은 地, 둘째 관절은 人, 셋째 관절은 天이 된다.

이렇게 인체의 모든 관절, 척추를 3의 규칙을 갖고 연결시켜 보는 것이 天人地三部論이다.

天人地三部論의 자침원리는 다윗과 골리앗의 규칙을 가지고 있다.

즉, 큰 관절이 작은 관절을 치료한다는 규칙이다. 그 반대인 경우는 별 의미가 없다. 손목(地)이 아프면 척추의 L5(地)나 발목의 구허(GB40)(地)를 선택하는데, 이것은 당연히 척추 5번의 뼈나 발목의 크기가 손목관절보다 더 굵고, 힘이 더 강한 부위이기 때문에 손목이 아플 때에 L5나 구허(GB40)를 떠올릴 수 있는 것이다. 그렇다면 반대로 발목이 아플 경우에 혹은 L5의 허리가 아픈 경우에 손목에 자침하면 허리 통증이나 발목 통증이 풀릴까 하는 의문이 생길 것이다. 결론은 "아니다"이다. 안 하는 것보다는 낫겠지만, 임상적인 유의성을 가진 치료 효과를 기대할 수 없게 된다.

또 하나의 자침 원리로는 天地相通의 규칙이 있다.

天人地三部論의 무한 순환의 이치 때문에, 어깨에 자침하면 바로 손목으로 영향이 가고, 고관절에 놓으면 바로 발목으로 영향이 간다. 또한 L5에 자침하면 바로 뇌로 영향이 간다. 처음에서 끝으로 이동하는 게 아니라 天-人-地가 무한 순환하기 때문이다.

이를 뒷받침하는 로벳의 법칙이 있다. 서로 연결된 것끼리 상호작용을 주고받는다는 것이다.

이제 天人地三部論을 이용하여 자침 위치를 정하는 것을 생각해 보자.

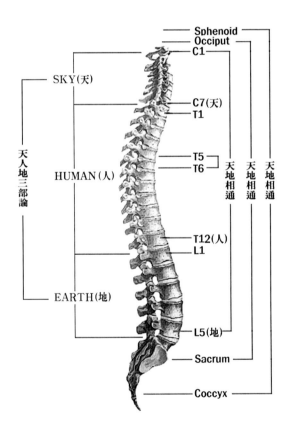

그림 10 - 天人地三部論

먼저 상체의 견관절, 팔꿈치, 손목의 통증에 대하여 알아보자.

1) 손목이 아프다

손목의 경우에 팔에서 地에 해당되기 때문에 손목보다 굵은 다른 부위인 척추의 地에 해당하는 L5나, 다리의 地에 해당하는 구허(GB40) 등이 원위 선택점이 된다.

또한 天地相通이므로 상지의 天(견관절), 척주의 天(대추), 하지의 天(고관절)을 같이 선택하여 치료할 수 있다.

팔 자체로 보았을 때 손목을 다친 것을 방치하게 되면 그 통증이 팔꿈치를 따라 어깨까지 올라가기도 하며, 어깨를 다치는 경우(헬스나 넘어져서 팔을 짚는 경우)에도 어깨의 통증을 방치하면 팔꿈치와 손목으로 통증이 퍼지게 된다. 어깨의 만성적인 과부하로 인해 어깨가 손상되기 전이더라도 어깨의 통증이 나타나기 전에 미리 손목 등에 나타나는 경우도 있다. 그래서 치료 부위를 선정할 때에는 그 환자의 수상 당시의 상황을 재연하여 치료 부위를 찾게 된다. 그래서 손목이 아프다고 하여도 자침 포인트는 어깨의 극상근, 팔꿈치의 곡지 등의 부위도 해당이 될 수 있다. 또한 단순한 손목 통증으로 손목의 과도한 사용으로 인해 요골-척골이 비틀려서 나타나는 문제에 요골-척골의 접합점의 인대 자침이 필요한 경우도 있다.

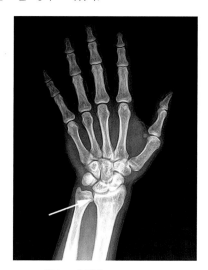

그림 11 - 요척점(요골-척골 접합인대)

2) 팔꿈치가 아프다

팔꿈치는 상지의 人이므로, 척추의 人인 T12-L1에 자침하거나, 하지의 人인 무릎에 자침하게 된다. 또한 견관절에서 선택할 수도 있고, 손목에서 선택할 수도 있다.

3) 견관절이 아프다

견관절의 경우에 팔에서 天에 해당되기 때문에 견관절보다 굵거나, 더 큰 힘을 받는 부위인 척추의 天에 해당하는 대추나, 다리의 天에 해당하는 고관절 등이 원위 선택점이 된다.

또한 天地相通이므로 상지의 地(손목), 척주의 地(L5), 하지의 地(구허)를 같이 선택하여 치료할 수 있다.

다음으로 하지의 고관절, 무릎관절, 발목관절의 통증에 대해 알아보자.

여기서 하지는 상지보다 다 크고, 굵고, 힘을 더 받는다. 그래서 하지관절의 통증에는 별달리 상지에서 원위 선택을 하지 않고 하지에서만 선택한다.

4) 고관절이 아프다

장경인대를 직접 치료한다. 장경인대의 단축으로 인한 고관절이나 무릎관절의 국소적 마찰 증가로 인한 통증인 경우가 많고, 혹은 고관절과 골반의 구축으로 간격이 좁아지고 뻑뻑해진 고관절 소켓의 문제인지 등에 대해 치료한다. 구축이 오래 진행되면 AVN(무혈성골두괴사)이 유발되어 인공고관절을 삽입하는 수술을 하는 경우도 꽤 있다. 天地相通에 의해 발목의 구허(GB40) 자리를 두 번째로 자침할 수도 있다.

5) 무릎관절이 아프다

무릎에 대한 직접 자침(독비-슬안 투자, 슬개인대 등)이나, 고관절의 장경인대, 발목의 구허(GB40)를 같이 선택한다. 그 외 국소적인 근육을 이용한다. 내측의 내전근, 외측의 장경인대, 전면부의 내측광근, 대퇴직근, 그리고 종아리의 비복근 등을 선택한다.

6) 발목이 아프다

발목 염좌, 연골연화증과 같은 경우에 간단히 구허(GB40)를 0.5㎜로 자극하여 치료하지만, 보통 아킬레스건, 고관절의 장경인대, 비복근의 강자극 등을 한다. 발목의 경우 과거의 사람들에 비해 운동량이 적어서인지 요즘 사람들은 "뚝" 하는 소리가 나면 발목의 인대파열로 연결되는 경우가 많다. 수차례 치료 후에도 호전이 없으면 MRI를 촬영하여 인대파열인지, 비골 하단부의 골절인지 등의 상태를 점검 후 파열이나 골절인 경우에는 수술을 할지, 깁스를 하고 안정을 취할지를 정하고, 그런 조직적인 변성의 문제가 아니라면 심하게 붓고, 피멍이 맺히고, 통증이 극렬해도 침으로써 끌고 나갈 수가 있다.

그러면 이렇게 하면 다 낫는가 하는 의문이 생길 것이다. 당연히 다 낫지 않는다. 병증이 팔꿈치 자체에 있다면 팔꿈치 주변의 근육, 건 등을 자침하는 게 더 효과적인 경우도 있다. 그러나 임상에서 보면 통처 자체의 문제가 병증의 주원인이 되는 경우는 별로 많지 않다. 그래서 인체를 전체로 보고 원위 선택을 하는 원리를 찾아야 한다.

농구를 하다가 좌측 검지를 삐었다고 해보자.
좌측 검지의 손끝에서 두 번째 관절(PIP)이 구부리기 힘들고 부었다고 해보자.
이렇다면 좌 검지는 우측 팔을 의미하고, 우측 팔의 팔꿈치에 해당되는 의미가 있다.
그렇다면 이 부위는 손가락의 人에 해당되기에 人에 해당하는 우측 팔꿈치의 곡지를 자침하거나, 더 큰 무릎(人)을 자침할 수 있게 된다. 그런데 天地相通의 규칙이 있어, 상지에 있어서 견관절(天), 하지에 있어서 구허(GB40)(地)를 자침할 수도 있고, 고관절(天)을 자침할 수도 있다.

왜 그런가 하면, 농구공에 좌 검지를 타박하여 이런 증상이 왔다면 좌측 팔의 뼈들을 통하여 받은 그 강한 충격의 힘이 팔꿈치, 어깨까지 전달되는 것을 생각해야 하며, 또한 농구가 막 뛰어다니면서 하는 운동이므로 허리, 골반, 대퇴, 소퇴, 발로 연결되는 힘의 전달 과정도 생각해야 한다.

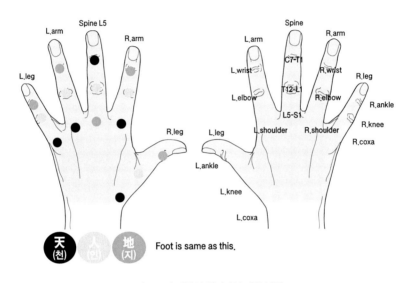

그림 12 - 손가락의 천인지와 대응 부위

그런데 이러한 원위 선택의 경우에 침의 자극력을 아픈 부위로 전달하기 위하여 반드시 지켜야 할 규칙이 있는데, 병증의 정도 및 다친 부위에 따라 그에 합당한 굵기의 침을 선택하여야 한다는 점이다.

자침하고자 하는 부위가 L5라고 하면, 척추 뼈의 두께가 성인의 경우 40~55㎜까지 이르는 커다란 뼈이기에 0.3㎜짜리 가는 침으로 L5를 찔러놓고 효과를 기대하면 안 된다.

최소 0.4㎜나 0.5㎜ 정도를 사용하고, 자침 후에 1분 정도 염전까지 해야 원하는 효과가 강력하게 나타난다.

상황이 이렇다 보니 굵은 침을 쓰는 경우에 환자들의 자침 통증에 대한 불평이 많고 시술자의 피로도 등도 겹쳐 갈수록 안 아프게, 쉽게, 가는 침으로 모심기하듯이 침을 놓는 행동들도 많이 보이는데 이런 것은 결과적으로는 환자들의 침에 대한 불신만 조장하는, 제 발등 찍는 식의 어리석은 행동일 뿐이다.

이로써 골격에서의 天人地 三部論으로 원위 부위를 선택하는 것의 기본을 배웠다.
그런데 이제 한 가지의 문제점이 생기게 된다.

예를 들어 우측 어깨 견관절의 통증이 있다고 하면 天人地의 원리에 따라 天이나 地를 선택하게 된다. 이때 척주의 地인 L5를 선택할지, 하지의 地인 구허(GB40)를 선택할지, 天인 고관절을 선택할지, 아니면 직접 통처 부위인 어깨관절 주변의 근육을 자침할지 정해야 한다. 그런데 하지 쪽의 地인 구허(GB40)나 天인 고관절을 놓으려고 한다면, 과연 구허(GB40)나 고관절을 선택할 때 좌측의 다리에 놓아야 하는지, 우측의 다리에 놓아야 하는지 망설이게 된다.

이 문제에 대해서는 天人地의 골격 간 원위 선택의 원리를 이해하고, 다음으로 근육에서의 MIO를 이용한 원위 부위 선택의 원리를 배우고 나면 이러한 고민이 말끔히 해소가 된다.

2. 척추의 척수신경의 응용

해부학에 근거하면 경추에서 요추까지의 척추간에서는 척수신경이 분지하여 인체의 전체 영역을 조절하고 있다. 그렇기 때문에 먼저 침구대성에서 나온 척추에 존재하는 경혈들의 고전적인 혈성과 척수신경이 지배하는 영역들에 대한 비교관찰이 필요하다. 그것을 기준으로 하여, 척추간에 자침할 때 그 영향이 어디로 작용하고 어떤 효과가 나타날 것인지는 척수신경의 유주에 따라 해석하면 될 것이다.

1) 척수신경 분포와 경혈의 비교

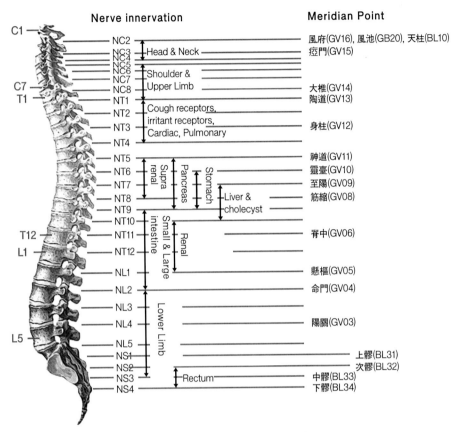

그림 13 - 척수신경 분포와 경혈의 비교

2) 침구대성에 나와 있는 경혈의 혈성

① 風府(GV16) 主 中風, 舌緩不語, 振寒汗出, 身重惡寒, 頭痛, 項急不得回顧, 偏風半身 不遂, 鼻衄, 咽喉腫痛, 傷寒狂走欲自殺, 目妄視, 頭中百病, 馬黃黃疸

② 風池(GB20)(膽經) 主 洒淅寒熱, 傷寒溫病汗不出, 目眩苦, 偏正頭痛, 頸項如拔, 痛不 得回顧, 目淚出, 欠氣多, 鼻鼽衄, 目內眥赤痛, 氣發耳塞, 目不明, 腰背 俱疼, 腰傴僂 引頸筋無力不收, 大風中風, 氣塞 涎上不語, 昏危, 癭氣

③ 天柱(BL10)(膀胱經) 主 足不任身體, 肩背痛欲折, 目瞑視, 頭旋腦痛, 頭風, 鼻不知香臭, 腦 重如脫, 項如拔, 項强不可回顧

④ 瘂門(GV15) 主 舌急不語, 重舌, 諸陽熱氣盛, 衄血不止, 寒熱風痙, 脊强反折, 瘛瘲癲疾, 頭重風寒不出

⑤ 大椎(GV14) 主 肺脹脇滿, 嘔吐上氣, 五勞七傷, 乏力, 溫瘧痎瘧, 氣注背膊拘急, 頸項强不得回顧, 風勞食氣, 骨熱, 前板齒燥

⑥ 陶道(GV13) 主 痎瘧寒熱, 洒淅脊强, 煩滿, 汗不出, 頭重, 目瞑, 瘛瘲, 恍惚不樂

⑦ 身柱(GV12) 主 腰脊强, 癲病狂走, 瘛瘲, 怒欲殺人, 身熱, 妄言見鬼, 小兒驚癇

⑧ 神道(GV11) 主 傷寒發熱, 頭痛, 進退往來, 痎瘧, 恍惚, 悲愁健忘, 驚悸, 失欠, 牙車蹉, 脹口不合, 小兒風癇, 瘛瘲

⑨ 靈臺(GV10) 今俗灸之, 以治氣喘不能臥, 火到便愈, 禁鍼

⑩ 至陽(GV09) 主腰脊痛, 胃中寒氣, 不能食, 胸脇支滿, 身羸瘦, 背中氣上下行, 腹中鳴, 寒熱解㑊, 淫濼脛痠, 四肢重痛, 少氣難言, 卒疰忤, 攻心胸

⑪ 筋縮(GV08) 主 癲疾狂走, 脊急强, 目轉反戴, 上視, 目瞪, 癲病多言, 心痛

⑫ 脊中(GV06) 主 風癇癲邪, 黃疸, 服滿, 不嗜食, 五痔便血, 溫病, 積聚, 下利, 小兒脫肛

⑬ 懸樞(GV05) 主 腰脊强不得屈伸, 積氣上下行, 水穀不化, 下利, 腹中有積

⑭ 命門(GV04) 主 頭痛如破, 身熱如火, 汗不出, 寒熱痎瘧, 腰脊相引痛, 骨蒸五臟熱, 小兒發癇, 張口搖頭, 身反折角弓

⑮ 陽關(GV03) 主 膝外不可屈伸, 風痹不仁, 筋攣不行

⑯ 上髎(BL31) 主 大小便不利, 嘔逆, 膝冷痛, 鼻衄, 寒熱瘧, 陰挺出, 婦人白瀝, 絶嗣

⑰ 次髎(BL32) 主 小便赤淋, 腰痛不得轉搖, 急引陰器痛不可忍, 腰以下至足不仁, 背腠寒, 小便赤, 心下堅脹, 疝氣下墮, 足清氣痛, 腸鳴注瀉, 偏風, 婦人赤白帶下

⑱ 中髎(BL33) 主 大小便不利, 腹脹下利, 五勞七傷六極, 大便難, 小便淋瀝, 飧泄, 婦人絶子帶下, 月事不調

⑲ 下髎(BL34) 主 大小便不利, 腸鳴注瀉, 寒濕內傷, 大便下血, 腰不得轉, 痛引卵, 女子下蒼汁不禁, 中痛引小腹急痛考正穴法

⑳ 環跳(GB30) 主 冷風濕痺不仁, 風疹遍身, 半身不遂, 腰跨痛蹇, 膝不得轉側伸縮

㉑ 丘墟(GB40) 主 胸脇滿痛不得息, 久瘧振寒, 腋下腫, 痿厥坐不能起, 髀樞中痛, 目生翳膜, 腿胻痠, 轉筋, 卒疝, 小腹堅, 寒熱頸腫, 腰胯痛, 太息

3) 척수신경의 응용

신경유주에 나타난 대로 해당 내부 장기의 문제가 있을 때에 그 장기가 위치한 척추신경 분지상의 극간인대에 자침을 하는 것이다.

폐색성폐질환(Chronic obstructive pulmonary disease, COPD)이라면 해당 영역인 T1, 2, 3, 4의 극간돌기 사이를 자침한다. 인체 내부 특정 장기의 신경 자극을 활성화시키고자 할 때, 해당 척추간을 자침하는 것이다. 각종 암으로 인해 터미널 상태가 되면 마약성 진통제로도 통증을 조절하지 못하게 되는 상태가 오는데, 이럴 때에 해당 부위에 굵은 침으로 자침하고 염전을 해주면 암성 통증조차도 어느 정도 진통시키는 작용을 한다.

위암이나 췌장암이면 T5, 6, 7, 8, 9를 자침한다. 간암이면 T7, 8, 9, 10을 자침한다. 직장의 문제이면 S2, 3, 4를 자침한다. 척수신경을 보고 놓는 척추간 자침은 내부 장기의 조절에 유용하다.

남자들 방광이나 전립선의 문제로 소변이 찔끔찔끔 나오거나 할 때나 소아의 야뇨증에 L3에 자침하면 효과가 아주 좋다.

신장의 문제에는 T10, 11, 12, L1을 자침한다.

신경유주를 따라서 놓으면 자침 시의 그 효과가 어느 장기로 작용할지에 대한 예측이 가능하다.

흔히 딸꾹질[2]에 대해 여러 민간치료법이 있는데 딸꾹질은 횡격막의 긴장성 경련으

---

2) 종종 보도되는 외국 뉴스에서 보면, 딸꾹질을 오랜 세월 동안 해온 사람의 이야기가 보도되곤 한다. 이건 침이 없는 서양의학에서는 아마도 영원히 해결할 수 없는 증상으로 보인다. 잠깐의 딸꾹질은 뒷목 가운데에 부항을 붙이고만 있어도 풀어지고, 오래된 딸꾹질은 C3, 4, 5번의 지속인 자침으로 치료가 된다. '숨을 쉬지 말고 침을 여러 번 삼켜라, 깜짝 놀라게 해라…' 이런 거 하지 말고, 생긴 지 얼마 안 된 경우에는 목 주위를 따스하게 하고만 있어도 풀린다. 혹은 T12에 침을 놓거나 C3, 4, 5번에 침을 놓으면 풀린다.

로 인한 증상으로, 횡격막을 지배하는 신경이 C3, 4, 5번이다. 외국에는 수십 년 동안 딸꾹질을 하는 사람의 이야기가 종종 전해지곤 하는데, C3, 4, 5번의 침 치료나 부항 등으로 치료가 된다.

또한 척추간의 자침은 척추신경을 배제하고서라도 천(C7-T1)-인(T12-L1)-지(L5-S1)의 상호관계가 있다. 그래서 L5의 자침[3]은 순식간에 머리를 시원하게 만들어주고, T12는 소화불량을 풀어주고, 호흡이 깊어지도록 한다. 또한 척추간의 자침으로 경추, 흉추, 요추의 모든 문제에 접근할 수 있다. 흔한 요통, 디스크, 척추협착증, 후종인대골화증, 추간공협착등을 동시에 해결할 수 있다.

특정 내장기의 문제에는 해당 장기가 작용하는 곳의 신경분포를 따라 자침하면 된다.

건강을 목적으로 자침하고자 한다면 모든 척추간에 C1~L5까지 가지런히 자침해주면 모든 내부 장기의 활성화를 유도하게 된다.

4) 신경계

신경계는 중추신경계와 말초신경계로 되어 있고, 말초신경계는 체성신경계와 자율신경계로 되어 있다. 이 중 자율신경계는 대뇌의 직접적인 영향을 받지 않고 신체의 기능을 자율적으로 조절하는 작용을 하며, 교감신경과 부교감신경으로 구성되어 있다. 교감과 부교감은 상호 길항작용으로 소화, 순환, 호흡 운동, 호르몬 분비 등 생명 유지에 필수적인 기능을 조절한다.

---

3) 두개골 속 척수액의 흐름을 정상화시켜 뇌의 기능을 활성화시킨다. 이명, 뇌진탕, 치매, 건망증등의 요혈이다.

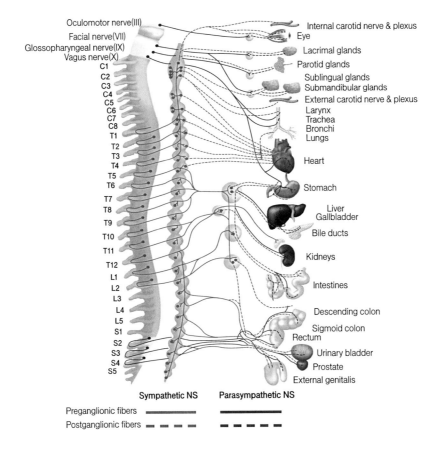

그림 14 - 교감-부교감 신경

Sympathetic	부위	Parasympathetic
확대	동공	수축
분비 억제	침샘	분비 촉진
박동 증가	심장	박동 감소
확장	기관지	축소
분비 억제	위	분비 촉진
분비 억제	췌장	분비 촉진
혈당 증가	간, 담낭	담즙분비
수축	요도괄약근	이완
이완	방광	수축
질수축 및 사정	생식기	혈관확장, 발기

표 1 - 교감과 부교감신경의 길항작용

5) 피부신경 분절

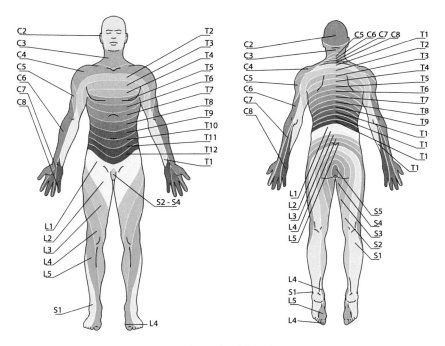

그림 15 - 피부신경 분절

환자가 호소하는 증상이 있는 부위를 척수신경의 분지 경로대로 해석하여 어느 척수신경의 문제로 인해서 그런 증상이 나타나는지를 쉽게 알 수 있는 방법이다.

이러한 해부학적 배경을 기본으로 알고 있으면 많은 도움이 된다. 그러나 이것은 척수신경이 분지하여 피부로 지나가는 영역들을 표시한 것으로, 신경계의 흐름을 이해하는 데 많은 도움이 되지만 환자가 호소하는 증상과 완전히 일치하지는 않는다.

왜냐면 환자들의 호소증상은 넓은 영역에 걸쳐서 복합된 증상을 말하기 때문에 이것만으로는 설명할 수는 없다. 예를 들어 "허리를 숙일 때 아파요"라든지 "고개를 좌측으로 돌릴 때 아파요" 같은 것을 설명할 수는 없기 때문이다. 그래도 인체의 각종 증상을 신경학적으로 해석하고자 할 때 가장 기본적으로 보아야 할 내용이다.

6) 혈관계

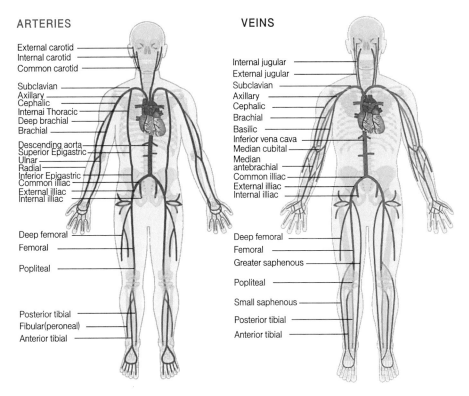

그림 16 - 혈관계

동정맥의 유주를 보면 scm, tz, ra, ad, itb, gne, ta, gh 등이 혈관계 중 어느 혈관의 혈액 흐름에 영향을 미칠 수 있는지를 알 수 있다.

7) 척추간 자침

척추간의 자침은 척추 사이의 극간인대를 자침하는 것을 말한다. 인대로 연결되어 있어 자침 시에 쫀득한 느낌을 받게 되며, 환자 역시 근육에 자침하는 것에 비하여 더욱 뻐근한 감각을 느끼게 된다.

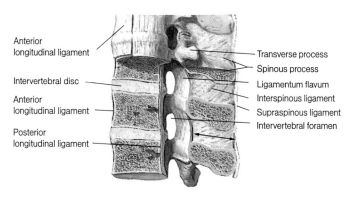

Anterior longitudinal ligament
Intervertebral disc
Anterior longitudinal ligament
Posterior longitudinal ligament

Transverse process
Spinous process
Ligamentum flavum
Interspinous ligament
Supraspinous ligament
Intervertebral foramen

그림 17 - 극간인대(interspinous ligament)

극간인대를 자침하는 것이 척추를 자침하는 기본이 된다. 등 쪽에서 한 손으로 더듬어 극돌기(spinous process)를 찾고, 그 사이에 극간인대가 위치하므로 다른 손으로 침을 밀어넣는다. 이때 초심자들이 주의할 점이, 침의 깊이를 조절하지 못하여 황색인대를 뚫고 척수강까지 침을 밀어넣는 경우이다. 이렇게 되면 침을 빼고 나서 침이 꽂혔던 자리의 작은 구멍을 통해서 척수액이 새어나오게 되는데 이때 심한 두통이 나타난다.

척수액이 새서 오는 두통의 특징은 누워 있으면 괜찮고 앉거나 서면 두통이 온다는 것이다. 이런 경우 즉시 환자를 눕게 하여 몇 시간 정도 누워 있게 한다. 황색인대를 관통하는 경우에 굵은 침으로 염전까지 하였다면 회복하는 데 시간이 1~2주 걸리지만 보통의 경우에 며칠 정도 좀 아프다가 가라앉게 된다. 척수액을 검사하기 위해 주사기로 척추간에 천자하는 경우 시술 후에 몇 시간 누워 있게 하는 게 매뉴얼이다. 비가역성의 의료사고도 아니기 때문에 걱정할 필요는 없다.

경추와 흉추, 요추에서 X-ray로 Lateral View를 촬영한 후, 척추 사이가 좁아진 영역을 찾아서 그 부위를 자침하면 된다. 그러나 X-ray 필름만으로는 정확히 구별할 수 없기 때문에, MRI를 촬영하여 하기도 한다.

먼저 X-ray만을 이용하는 경우를 살펴보자.

좌측의 경추는 C5-6-7 사이가 좁아져 있다. 자침은 C5-6 사이, C6-7 사이를 자침하면 된다.

우측의 요추는 L4, 5번이 협착되어 있다. L4-5 사이, L5-S1 사이를 자침하면 된다.

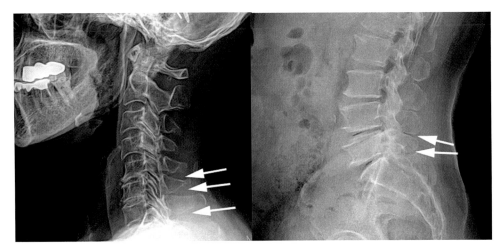

그림 18 - 경추와 요추의 좁아진 곳이 자침할 위치이다.

보통 침의 굵기는 경추에는 0.35~0.4㎜의 굵기로, 요추에는 0.4~0.5㎜의 굵기로 자침해야 한다.

병원에 X-ray만 있다면 X-ray를 기준으로 자침하게 되지만, 가장 정확한 것은 MRI 촬영이다. X-ray와 MRI의 영상을 비교해보자.

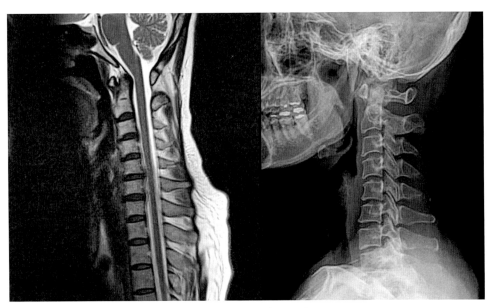

그림 19 - 경추의 MRI와 X-ray 비교

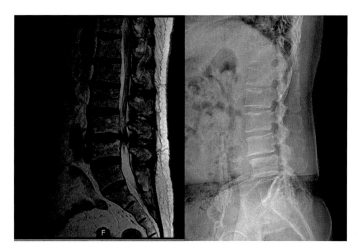

그림 20 - 요추의 MRI와 X-ray 비교

X-ray와 MRI의 현저한 차이가 보일 것이다. MRI를 보게 되면, 문제가 되는 부위를 정확히 파악할 수 있고, 그래서 치료도 더 정밀하게 할 수 있다. 그러나 X-ray밖에 없다고 걱정할 필요는 없다. 요추 부위의 자침에 있어서, L5를 통한 척추 정렬이 이루어지기 때문에 위의 MRI 사진처럼 L4-5 사이에 문제가 있는 경우, X-ray상에서는 정확히 해당 부위를 알 수 없어도, L5의 강자극으로 L4의 부위에도 유효한 효과가 나고, 또한 통상적으로 이런 것을 감안해서 L3, 4, 5를 동시에 놓는 방법을 취하기 때문에 크게 걱정할 필요는 없다.

수술과 달리 침의 최대 강점은 인체 스스로 자극된 침에 대해서 가장 좋은 방향으로 그 침의 영향을 받아들인다는 점이다.

L5(0.5)를 강자극하면 척추를 따라서 위쪽으로 가면서 미세하게 척추가 전체적으로 정렬이 되고, 아무 문제가 없는 척추간을 자침한다 해도 그 척추간의 척수신경에 해당되는 영역이 자극을 받아 활성화되어서 좋은 영향을 준다. 또 극간인대만을 놓고 볼 때에도, 척추간이 좁아진 부분만 아니라 넓어진 부분을 자침해도 인체가 스스로 가장 최적화된 정렬[4]이 되게 움직인다.

---

4)   TLIF(Transforaminal lumbar interbody fusion)하면서 나사를 박아서 척추를 고정시키는데, 이것이 시간이 오래되면 또다시 통증을 만들어내는 이유는 척추의 자체적인 정렬의 움직임을 막아버리기 때문이다.

다음으로 환자의 비수(肥瘦)에 따라 극간인대가 위치하는 깊이가 달라지므로, 극간인대의 자침 감각(쫀득한 느낌)을 익혀야 肥瘦(마르고, 뚱뚱함)에 따른 자침을 원활히 할 수 있게 된다.

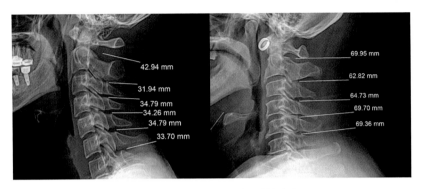

그림 21 - 경추의 비수에 따른 자침 깊이

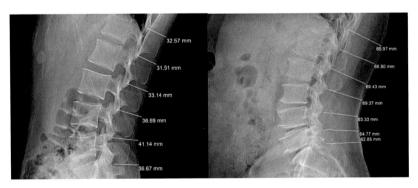

그림 22 - 요추의 비수에 따른 자침 깊이

극간인대의 자침 감각 미숙으로 극간인대를 빗겨가게 찌르거나, 너무 깊이 찔러서 척수액이 새거나 하지 않도록 연습해야 한다. 흔히 방광경 라인의 옆 근육이나 협척혈을 놓는 것에 익숙해져 있겠지만 올바른 의학 침법을 구사하기 위해서 그런 자침 방법을 바꿔야 한다.

한국인의 체형에서는 보통 50㎜ 길이의 침으로 대부분 경추나 요추 등을 자침할 수 있고, 살이 많이 찐 사람의 경우에는 요추에 90㎜ 침으로 놓았을 때 거의 70㎜ 이상

깊게[5] 자침이 된다.

3. 근육의 MIO

근육의 속성은 단축(M)과 신전(IO)에 있다.

그런데 사람은 좌뇌, 우뇌가 있어 인체의 정중선을 기준으로 해서 좌우의 동일한 이름의 근육은 생리적인 범위 안에서의 단축-신전 상태로 되어 있고, 중력에 저항하여 자신의 몸을 적응시키면서(좌뇌, 우뇌의 협업) 좌우의 편차가 생기게 된다.

무슨 말인가 하면 좌우가 똑같은 사람은 아무도 없다는 것인데, 이는 좌뇌와 우뇌의 상호작용에 의한 것으로, 정상적인 것이다. 생리적인 범위 안에서의 좌우 근육의 단축, 신전의 편차 정도는 다양한 변화를 만들어내지만, 병증이라고 부를 만한 상태가 되려면 어느 정도 이상의 범주를 벗어나야 한다는 말이다.

예를 들어, 얼굴 사진을 정면에서 찍어보면 좌측과 우측이 다르다. 혈압도 좌측과 우측이 다르다.[6] 발의 형태도 한쪽은 짧고 퉁퉁하고, 반대쪽은 길고 날씬하다. 신발을 사보면 한쪽은 잘 맞는데, 반대쪽은 조이는 느낌을 받게 된다. 눈의 크기도 좌우가 다르다. 좌우 눈의 시력이 같은 사람도 있지만, 대체로 좌우 시력의 차이가 생긴다. 콧구멍의 크기도 다르다. 손의 길이도 차이가 난다. 치아도 좌우의 어느 한쪽이 더 닳는다. 오른손잡이, 왼손잡이의 구별이 있다. 허벅지나, 엉덩이, 종아리 등의 크기도 좌우가 조금씩 다르다. 고개가 우측으로 돌아간 사람도 있고 좌측으로 돌아간 사람도 있다. 골반도 좌측이 앞으로 나가고(inflare) 우측이 뒤로 돌아간 사람(outflare)이 있고, 그 반대인 사람이 있다. 이루 다 나열하기 힘들 정도로 좌우가 무조건 다르게 되어 있다. 아

---

5) 뉴질랜드에 갔을 때 마오리족을 만나게 되었는데 매우 큰 체격을 가지고 있었다. 더구나 여성들의 경우 엉덩이가 매우 커서 깊은 곳에 위치한 부위를 정확히 타격하기 위해서는 한국인의 체형에 흔하게 쓰는 침의 길이보다 훨씬 더 길고 굵은 침이 필요할 것 같다.
6) 승모근이 단축된 쪽의 손목 혈압이 높다. 승모근이 이완된 쪽의 손목 혈압이 낮다.

주 완벽하게 매끈한 사람들의 경우 좌우 얼굴이 거의 똑같은 경우[7]도 있기는 하다. 그러나 대다수는 좌우가 짝짝이다. 오히려 좌우가 조금은 다른 게 우리의 눈으로 볼 때 더 매력적으로 느껴진다.

이렇게 좌우가 다른 것의 근본 이유는 좌뇌와 우뇌의 작용이고 그것이 동일한 근육의 좌우가 단축-신전의 형태로 나타나서 이 모든 변화를 만들어내고, 병증을 만들어낸다.

어딘가 아프다고 할 때, 좌우의 한쪽은 단축(Shortening)이 되어서 아프게 되고, 반대쪽은 신전(Lengthening)이 되어서 아프게 된다. 그러나 환자가 표현하는 통증은 해당 근육이 단축이 되었건, 신전이 되었건 그냥 "아프다!"라고 표현한다. 이걸 정확히 구별해서 치료하여야 한다. 그래야 정확한 치료가 보장되고, 오치로 인한 부작용을 막을 수 있다.

그러나 그렇다고 해서 인체 모든 근육의 장단(단축-신전)을 계산하여 침을 놓지는 않는다.

인체에서 크게 영향을 미치는 대근육인 경우에는 엄밀히 장단을 구분하고, 소근육인 경우는 구분 없이 놓아도 무방하다. 대근육을 구분하는 것은 인체에 미치는 영향이 크기 때문이고, 소근육은 인체에 미치는 영향이 작기 때문이다(다윗-골리앗의 법칙[8]에 의하여).

MIO 임상에서 중요한 역할을 담당하는 근육을 보자면 Sternocleidomastoid, Trapezius, Rectus abdominis, Rectus femoris, Hamstring, Gastrocnemius, Suprasupinatus, Iliotibial band 등이 있다.

---

7) 영화배우인 Jessica Alba나 보통의 Announcer들을 보면 얼굴의 좌우가 반듯한 것을 볼 수 있다.
8) 다윗-골리앗의 법칙이란 큰 쪽이 작은 쪽을 이긴다는 뜻이다. 인체는 天人地로 모든 부위가 연결된다. 즉, 손가락도 天人地요, 팔도 天人地요, 다리도 天人地이다. 그런데 손가락이 아플 때 팔이나 다리에 침을 놓으면 치료가 되지만, 다리가 아플 때 손가락의 연결 부위에 침을 놔서는 치료 효과가 약하다. 그래서 소근육은 그냥 자극만 해도 좋은데, 대근육은 장단을 어긋나게 하면 치료가 안 되는 걸 넘어 부작용을 경험하게 된다.

먼저 근육의 생리적인 속성을 보자. 단축된 쪽의 근육은 근복부가 뭉쳐있기 때문에 해당 근육의 가운데 부위를 자침하여 뭉친 걸 풀어주면, 생리적인 범주로 돌아가게 된다. 신전된 쪽의 근육은 골지체 부위가 뭉쳐있기 때문에 해당 근육의 양 끝단 부위(주로 tendon이 된다)를 자침하여 근육의 상태를 회복시켜준다. 이것이 MIO 치료의 핵심이다.

모든 근육은 좌우의 비교를 통하여 M(근육이 단축된 상태를 의미함), IO(근육이 신전된 상태를 의미함)로 구별이 되는데, 그 차이가 미미한 경우에는 별다른 증상이 나타나지 않는다. 또한 근육의 속성이 단축과 신전을 왔다갔다하는데, 좌우 비교를 통하여 단축으로 밝혀진 근육이라고 해도 자체의 근섬유는 단축이 주이지만, 부분적인 신전 상태도 동반되어 있는 경우도 많다. 그래서 처음 몇 번은 단축-신전을 생각하지 않고, 그냥 구별 없이 놔도 좋아지기도 한다. 하지만 치료기간이 길어져서 어느 특정 근육에 대한 MIO의 진단과는 반대로 자침을 두어 달 하게 된다면, 병증도 개선되지 않고 생각지도 않았던 부작용[9]이 동반된다.

예를 들어 어깨가 아프다고 할 때, 아픈 부위를 찾아서 눌러보고 뭉쳐 있거나 하면 그 부위를 자침하거나 부항을 붙이거나 약침을 놓는데, 침을 놓은 경우 시원하게 풀리는 경우도 있지만, 침 치료 후에 "더 아파서 혼났다"고 하는 환자들을 보았을 것이다. 인체에 영향을 강하게 미치는 대근육의 경우에 단축, 신전(MIO)을 가리고 그에 맞춰서 올바르게 자침을 하지 않으면, 침 맞기 전보다 더 나쁜 쪽으로 근육을 비틀어버리기 때문에 통증이 더해져서 이런 부작용이 나타나는 것이다.

임상적으로 볼 때 80% 정도의 사람들은 몇 차례 정도의 오치를 해도 그게 급격하게

---

9) 좌측 종골 골절로 수술 후 재활 중인 남환인데 L.rf.M인 상태였다. 당시의 자침 부위는 L.rf, L.itb, L.gh, L.gne, L.ta 정도였는데, L.rf의 MIO를 무심코 간과하여 L.rf.M인데 대퇴에 침을 놓기 위해서 매번 바지를 벗기는 게 불편하여 바지를 걷어올리고 침을 놨다. 그러다보니 무릎 상단에 즉 L.rf.M이 아닌 L.rf.IO 지점에 놓게 되는 상황이 되었다. 그렇게 2달이 지나면서 이 환자는 이유 없는 좌측 견관절의 통증이 생기게 되었고, 갈수록 통증이 더욱 더 심해지는 결과를 낳았다. 그렇게 3달을 방치하게 되었고, 좌 어깨의 MRI 촬영까지 하였지만 아무런 이유를 발견할 수 없었다. 필자 역시 무심코 넘어가다가 결국 계속되는 통증 호소에 X-ray를 다시 찾아 보게 되었고, 결과는 L.rf.M으로 나왔는데, 그간 차트에 시술한 내용을 살펴보니 L.rf.IO 자리에 자침한 것을 확인하게 되었다. 결국 L.rf.M을 자침하면서 어깨는 저절로 풀어지게 되었다. 이게 비틀림이다.

부작용으로 연결되지 않고 서서히 반응을 해서 지금의 이 치료가 적합한지 오치인지를 파악하기 어렵다. 그러나 20% 정도의 사람들은 미세한 오치조차도 극렬하게 부작용을 보이는 그런 사람들이 있다. 그런 사람들이 와야만 치료의 정오 여부를 가릴 수 있는데도, 그러한 배경을 모르는 시술자의 경우에는 그런 즉각적인 반응을 보이는 환자에 대해서, '그저 별난 환자인가?' 하고 무심코 넘어가게 되고, 환자도 다시는 그 시술자에게 치료받지 않는 걸로 끝나버리게 되기 때문에 정오를 바로잡을 기회를 놓치게 된다.

1) MIO 진단하기

환자 내원 시 전신 X-ray를 찍는다. 다음으로 시력검사를 한다.

내과적인 병증이건, 근골격계 병증이건 무조건 찍어야 한다.

내과적인 병증인 경우에도 혈류순환을 목표로 해야 하므로 ra의 좌우 방향을 가리기 위해 필요하다.

손가락을 다쳐서 와도 찍어야 한다. 전체적인 골격계의 상호연결 및 근육들의 연동관계를 보고 나면, 왜 내과적인 병증에서도 X-ray가 필요한지 충분히 이해가 될 것이다.

이때, 반드시 Standing, Erection 상태로 찍어야 한다. 거동이 불편한 경우 Supine으로 찍는 경우도 있는데, Standing 자세로 찍은 사진과 다르게 나오므로, Supine 상태로 찍은 사진은 MIO 진단을 적용할 수 없다.

상반신을 찍을 때에는 반드시 양 어깨가 동일 화면에 들어오게 찍어야 한다. X-ray의 Cartridge의 사이즈가 전 세계적으로 고정된 크기로 되어 있어서, 드물게 어깨가 너무 넓어서 한 화면에 안 들어가는 경우가 있는데, 거의 대부분은 한 화면에 들어온다.

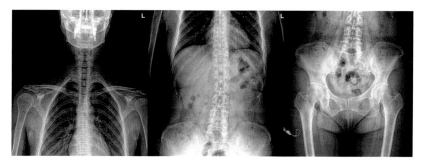

그림 23 - AP 사진이 3장 필요하다.

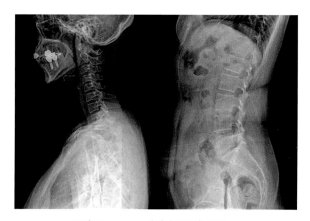

그림 24 - Lateral 사진이 2장 필요하다.

이렇게 환자의 X-ray 사진을 찍은 후에 Pacs 프로그램에서 승모근의 직선길이, 폐쇄공의 상하, 좌우의 길이, 소전자의 크기, 대퇴골의 각도 등을 측정한다.

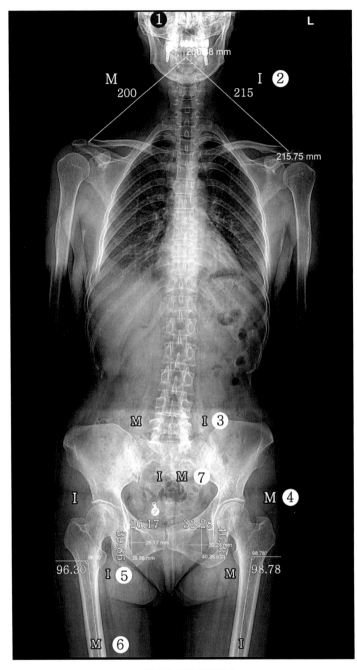

그림 25 - MIO 진단하기

해부학에 근거한 MIO 침법

① scm 근육[10]의 MIO 구하기

환자의 눈으로부터 40㎝ 정도 거리를 두고 글씨 등을 보여준다. 한쪽 눈을 가린 상태로 한쪽 눈만으로 보면서 어느 쪽으로 보는 것이 조금 더 선명한지를 구별하게 한다. 눈이 더 잘 보인다, 선명하다고 하는 쪽의 scm이 IO 상태이다. 이것은 기존의 시력 검사처럼 3m 거리에서 시력을 측정하는 것[11]과는 다르다.

scm이 단축된 쪽은 scm 밑으로 흐르는 carotid artery가 압박을 받기 때문에 혈관이 좁아져, 혈액의 흐름이 줄어들게 되고, 혈관의 압력이 높아지고, 뇌로 공급되는 혈류량의 저하를 동반하게 되어 시력이 반대쪽보다 다소 떨어지게 된다. 이에 대한 표시는 우측이 단축이고 좌측이 신전 상태면 R.scm.M, L.scm.IO로 표기한다. 경부에서 측정하는 혈압의 좌우가 다름이 여기에서 기인한다.

해부학 책에서의 carotid artery의 형상을 보면 알 수 있듯이 뇌로 가는 혈류(Carotid artery) 및 팔로 가는 혈류(Subclavian artery)의 조절에 scm을 사용한다. scm 영역상의 두통이나 눈에 관련된 병증(시력저하, 눈물, 망막질환 등)이나, 또한 뇌로의 혈액순환 등의 문제에 빈번히 사용된다.

scm.M인 쪽을 자침하는 것을 병행하면 좋으나, 자침하기가 번거롭기 때문에 통상 작용이 더 강한 건(tendon)을 자극하려고 scm.Io인 쪽을 주로 자침[12]한다.

② 상승모근[13]의 MIO를 구하는 것이다.

X-ray 필름에서, 눈에 보이는 가장 위에 위치한 경추의 극돌기에서 좌우의 ac-joint 까지의 거리를 측정해서 구한다. 사진상에서는 우측이 단축이고, 좌측이 신전이므로 R.tz.M, L.tz.IO로 표기한다. 이 결과를 가지고 prone 자세에서 자침 시에 풍부(GV16)

---

10) 인체의 근육 중에 뇌신경의 직접 지배를 받는 근육이 scm과 tz이다. 스트레스성의 질환에 scm, tz가 많이 쓰인다. Torticolis(사경증)가 이 두 개의 근육에 의해 생긴다.
11) 처음엔 시력검사처럼 3m의 거리에서 측정하였으나, 어느 한 환자가 3m 거리의 시력대로 MIO를 구하여 자침을 하는데, 계속 증상이 나빠졌다. 그래서 다시 가까이서부터 멀리까지 거리를 변화시켜가면서 시력을 측정해보니 가까울 때는 우측 눈이 잘 보이다가도, 3m쯤 가면 우측 눈이 더 안 보이게 되는 걸 발견하였다. 그 후 40㎝ 거리에서 측정한 것으로 MIO를 가리고 나서부터는 오류가 없었다.
12) MIO 연구가 시작된 계기는 다음과 같다. 2013년 7월경 세 사람의 남녀 환자에게 양쪽 scm을 동일하게 자침한 적이 있었는데, 침을 꽂자마자 세 사람이 즉각적으로 머리가 깨질 듯이 아파하는 것을 보고, 좌우의 다름이 무언가 있구나 하게 되어 연구가 시작되었다.
13) 인체의 근육 중에 뇌신경의 직접 지배를 받는 근육이 scm과 tz이다. tz는 그러한 이유로 근육 자체를 많이 써먹어서 오는 근섬유의 통증(tz를 자침한다)과 스트레스와 혈액 정체로 인해서 오는 통증(ra를 자침한다)을 구별하여야 한다.

는 가운데에 자침하지만, 풍지(GB20)는 Io인 쪽에만 놓는다. 천주(BL10) 역시 Io인 쪽에 놓는다. tz.M인 쪽은 상승모근(극상근)의 가운데 지점을 자침해주며, Io인 쪽은 그 근육의 시작점(origine)이나 끝 지점(insertion)을 자침하게 된다. 극상근(Supraspinatus)은 상승모근(Trapezius)에 준해서 치료한다. 승모근의 경우 이 MIO를 반대로 놓아보면 다음날 바로 환자 입에서 "저번에 침 맞고 아파서 혼났다" 하는 소리를 듣게 된다.

③ 대둔근(Gluteus Maximus, 줄여서 gma)의 MIO를 구하는 것이다.

대퇴골의 회전은 소전자의 크기를 가지고 구별한다. 위 사진은 소전자의 크기가 우측이 더 큰데, 이것은 우대퇴골이 좌측에 비해 더 외회전되어 있음을 보여준다. 우대퇴골이 좌대퇴골보다 더 외회전되어 있어서 우측 대둔근이 단축이 된다. 단축은 R.gma.M, 신전은 L.gma.IO로 표기한다. 임상적으로 대둔근은 워낙 크기 때문에 자침 시에 MIO에 따라 구분해서 놓기도 하고, 대둔근 전체를 자극한다는 느낌으로 자침하기도 한다.

④ 장경인대(Iliotibial Band, 줄여서 Itb)의 MIO를 구하는 것이다.

폐쇄공의 수평길이가 긴 쪽이 itb.M이 되고, 짧은 쪽이 itb.IO가 된다.

이것은 인체에서 가장 큰 영역인 골반의 비틀림을 규정짓는 아주 중요한 역할을 하는 것으로 매우 오랜 시간의 시행착오[14]를 거쳐서 확정되었다. itb는 골반의 inflare, outflare를 만들어 척추의 비틀림을 유발하는데, 그 결과로 경추와 흉추의 비틀림, 악관절 및 상지의 여러 문제를 유발하고, 하지 저림, 하지의 무력, 시큰거림, 뒷다리의 당김 등 증상을 유발하며 무릎관절을 고장내고, 발목관절까지 망가뜨리는 아주 중요한 인대이다.

골반이 비틀리면 비틀림에 의해 신경 눌림, 혈관 눌림 등으로 저림, 부종, 시림, 시큰

---

14) 최초에 아무것도 모르던 초기 시절에, 좌측 다리가 저리고 터져나갈 듯한 통증의 환자에게 Iliotibial band가 뭔가 중요한 역할을 할 것 같은 생각에 그냥 좌측 itb의 가운데, 즉 L.itb.M으로 침을 놓았다. 몇 차례 침을 놓고 나서도 전혀 차도가 없었는데, 환자의 한마디 "어째 침을 맞고서부터 다리가 더 아픈 것 같아요" 하는 게 아닌가? 그 자리에서 반대쪽인 우측의 itb.M을 0.5㎜ 침으로 염전하자마자 좌측 다리가 "스르르 풀린다"고 하는 경험을 하였다. 그게 시초가 되었고, 그 후 itb의 MIO를 어떻게 구할 것인지에 대해서 4년간의 시행착오 끝에 답을 구했다.

거림, 당김 등이 유발된다.

모든 병증에 있어서 itb는 약방의 감초처럼 흔하게 쓰이고, 쓰여야 한다.

Itb는 시간에 따라 좌우의 MIO가 변하는 경우가 종종 생긴다. 이럴 때, 최초 내원 시의 자침을 통하여 효과가 확인된 경우, 그 이후에 내원 시 좌우의 MIO가 반대로 변했다 하더라도 최초의 MIO 상태대로 자침하여야 하며, 몇 차례 자침을 거치면 다시 최초의 MIO 상태로 돌아간다. 이때 나중의 ITB 상태가 최초의 ITB 상태와 반대인데, 나중의 ITB를 기준으로 자침을 하면 병증이 자꾸 악화되고 부작용이 나타나게 된다. 반드시 유의하여야 할 점이다.

⑤ 내전근(Adductor, 줄여서 ad)의 MIO를 구하는 것이다.

대퇴골의 각도를 측정해서 각도가 큰 쪽(대퇴가 안으로 기울어진 쪽)의 내전근이 단축된 것이다. 위 사진에서는 좌측 대퇴골의 각도가 더 크므로 L.ad.M으로 표기한다. 내전근은 항문의 통증이나 무릎의 내측 통증 및 무릎 통증으로 다리를 구부리거나, SLR을 하지 못할 때, 하지의 혈액순환(대퇴동맥이 지나간다)의 문제, 무릎이나 발목 이하로 시린 증상 등에 유효하다. 발의 냉증에는 구허(GB40)가 1차 치료점이다. 또한 장경인대와 내전근은 MIO가 서로 반대로 일치하지는 않지만, 대퇴골의 내측(내전근)-외측(장경인대)에 붙어서 서로 대대관계로 통증을 주고받는다.[15]

⑥ 대퇴직근(Rectus femoris, 줄여서 rf)의 MIO 구하기

폐쇄공의 상하 수직길이로 동측의 대퇴직근의 MIO를 구한다. 상하길이가 긴 쪽이 대퇴직근 신전, 짧은 쪽이 대퇴직근 단축이다. 위 사진에서는 우측이 짧으므로 R.rf.M으로 표기한다.

대퇴직근은 하는 일이 매우 많아서 아주 중요하고 빈번하게 쓰이는 근육이다.

무릎질환, 상체, 팔의 질환, 손가락의 통증(특히 엄지손가락의 통증), 소화질환, 하지의

---

15) 고관절의 인공관절 수술 후에 내전근의 통증으로 무릎의 굴신이 어려워지고, 무릎이 아파지고, 다리를 움직이기 힘든 증상이 잘 나타난다.

혈액순환 문제로 인한 병증 등에 두루두루 쓰이는 만병통치의 근육으로 정확히 가려야 한다.

⑦ 복직근(Rectus abdominis, 줄여서 ra)의 MIO 구하기

복직근[16]은 itb를 따라간다. R.itb.M이면 R.ra.M이 된다. 그러나 통상 자침의 편리를 위하여 ra.Io인 곳을 0.5㎜로 자침하게 된다. 이 자리는 인체의 혈류의 문제로 인한 모든 증상에 가장 기본적으로 쓰이는 아주, 아주 중요한 개념의 자리이다. 한의학에서 말하는 수승화강(水昇火降)의 자리이다.

해부학에 나온 대로 흉부의 internal thoracic artery가 superior epigastric artery - inferior epigastric artery로 이어지는데, 복직근 속으로 inferior epigastric artery가 지나게 되기 때문에, 복직근을 자극하여 inferior epigastric artery를 통한 상부와 하부의 혈류를 통합 조정해주는 다리 역할을 하는 혈액순환 조정의 최강의 자리로 단독으로 혹은 scm과 결합하여 쓰인다.

요통, 당뇨로 인한 하지 부종, 발목 부종, 하지 혈액순환장애로 인한 제반 증상, 상부의 혈액 정체로 인한 모든 병증, 어깨가 무겁다, 머리가 아프다, 머리가 무겁다, 눈이 침침하다, 가슴이 답답하다, 화병, 부정맥, 심장질환 등의 혈액순환에 관계된 모든 병증에 쓰이고, 어깨나 무릎 등과 같은 관절, 척추 수술 후의 통증 제거 및 회복 시기 단축 등에 아주 막강한 역할을 담당하는 제1 포인트이다.

⑧ 전경골근(Tibialis anterior, 줄여서 ta)의 MIO 구하기

동측의 대퇴직근과 전경골근의 MIO는 같다. 대퇴직근이 M이면 전경골근도 M이 된다.

---

16) 복직근은 뇌신경의 직접 지배를 받지는 않지만 정신적인 원인, 즉 스트레스에 아주 민감한 근육이다. 어린이들이 유치원 가기 싫으면 배가 아프다고 하는 게 그런 것이다. 성인도 급작스런 분노나 어색함, 긴장 등이 생기면 복통, 설사를 유발하게 되는데 복직근의 긴장이 그 이유이다. 성격이 예민한 여성들의 배가 얼음장처럼 찬 게 복직근의 긴장으로 복직근 자체에 혈액순환이 원활하지 않아서 생기는 것이며, 이것은 쉽사리 유산과 불임으로 연결된다. 또한 복직근이 긴장되면 식체, 요통등이 잘 생긴다. 또한 상부로 혈액이 충혈되어 가슴 답답, 얼굴 붉어짐, 불안, 초조 등이 생기게 되는데 긴장 시에 심호흡을 하라고 하는 이유가 심호흡을 하게 되면 횡격막이 확장되면서 복대동맥이 이완되고 복직근도 이완되기 때문에 그 결과로 횡격막 상부의 혈액이 하부로 원활히 빠져나가게 되어 상체의 혈액울체 상태가 조금 해소되기 때문이다. 극도의 분노나 스트레스는 복직근을 수축시켜 상체-하체의 혈액순환을 가로막기 때문에 뇌로의 혈액공급이 과하게 되어 충혈 상태가 되고, 두통 및 어깨 무거움, 눈 침침 등의 여러 증상을 만든다. 이럴 때 ra를 쓰면 상부의 혈액이 복직근을 통하여 하부로 빠져나가기 때문에 상체의 혈액울체로 인한 모든 증상이 해소가 된다.

⑨ 햄스트링(Hamstring, 줄여서 hms)의 MIO 구하기

근육의 대대관계에 의해 앞쪽의 대퇴직근과 반대이다. 우측 대퇴직근이 M이면, 우측 햄스트링은 Io가 된다.

⑩ 비복근(Gastrocnemius, 줄여서 gne)의 MIO 구하기

동측의 햄스트링과 비복근의 MIO는 같다. 햄스트링이 M이면 비복근도 M이 된다.

최종적으로 위의 검사에 따른 진단결과지를 만든다.

촬영된 X-ray의 결과에 따른 환자의 MIO 진단결과는 다음과 같다.

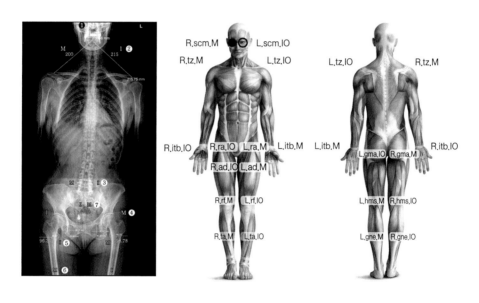

그림 26 - MIO 진단결과지

최종적으로 MIO 진단결과지가 만들어졌으면, 그에 따라 환자의 병증에 따라 자침해야 할 곳들을 판단하고, 병증의 경중이나 선택 부위의 크기에 따라 어느 정도 굵기의 침을 사용할지, 염전할 필요가 있다면 어느 정도만큼 할 것인지를 정하고, 순서대로 침을 놔주면 된다.

이렇게 구해진 몇 개의 중요 근육의 MIO를 가지고 대부분의 치료에 적용한다.

2) 근육 치료의 상식

① 환자가 호소하는 통증이 근육의 대대관계인 경우가 많다.

오금(무릎 뒤쪽)이 당긴다고 하는 경우 대퇴직근을 치료한다. 환자의 통증 호소 부위로 보자면 햄스트링이나 비복근을 건드려야 할 것 같지만 아니다.

어깨를 거상 시에 삼각근 윗부분, 승모근 쪽이 아프다고 할 때 아프다고 하는 부위가 원인일 것 같지만, 상완골에 붙어 있는 근육의 모습에 의해서 광배근이 원인인 경우가 많다. 이런 경우는 뼈를 기준으로, 아프다고 하는 부위의 반대쪽에 붙은 근육이 원인인 경우이다.

무릎의 내측 부분이 아프다고 하는 경우가 많다. 이런 경우 내전근이 주로 작용을 하는데, 내전근 자체도 문제지만 장경인대로 인한 경우도 많다.

발목을 삐었을 때 발목을 inversion 시 아프다고 하는 경우 구허(GB40)를 놓지만, plantar flexion시 통증이 오는 경우 비복근이 문제이다. dorsi flexion시의 발목 통증은 전경골근이 문제이다. 즉 구부릴 때 아프다고 하면, 아프다고 하는 방향에 있는 근육이 문제이다.

팔을 90°로 들어서 가슴 앞쪽으로 수평 이동할 때 아픈 것이 극하근의 문제 같아 보이지만 대흉근의 문제이다.

팔을 90°로 들어서 바깥쪽으로 수평 이동할 때 아픈 것이 대흉근이 안 늘어나서 아픈 것처럼 보이지만 극하근의 문제이다.

열중쉬어 자세가 안 되는 경우가 많은데 대흉근이나 광배근이 안 당겨서, 극하근이 못 당겨서라고 생각하기 쉽지만 극상근이 주원인인 경우가 많다.

양반다리로 앉을 때 무릎이 아픈 것은 내전근의 문제가 많다.

양반다리를 할 때 무릎이 바닥과 멀리 떨어지게 되는 건 대퇴직근의 문제가 많다.

② 근육을 자침할 때 주로 Io인 쪽을 많이 사용하는 이유

근육은 MIO 상태를 가지고 있고, M인 경우 근복부가 뭉쳐 있어서 근육의 가운데 부분을 자침하게 되는데, 근복부의 수많은 근섬유를 다 건드릴 수 없다는 단점이 있다. 그런 경우 근복부에 수북하게 침을 놓는 것도 한 방법일 수 있지만, 자침 개수가 늘어나면 자침 통증도 증가하므로 적절한 선에서 타협을 해야 한다. 그래서 2~3개 정도를 놓는 선에서 그치게 되는데 이런 경우 근복부의 완전한 제압이 어려워지기 때문에 효과가 약해지는 단점이 있다.

그런데 근 상태가 IO인 경우에는 근섬유가 다 모이는 tendon을 자침하는 것인데, 그 tendon에 해당 근육의 근섬유들이 다 연결되어 있어서, 자침의 효과가 더 강력하다는 특징이 있다.

그래서 자침하기 편한 위치의 근육들은 M-IO를 다 같이 놓을 수 있지만, 자침의 편의상 scm, ra 같은 경우에는 Io인 쪽을 선호하게 된다.

대퇴직근의 경우 origin의 tendon을 자극하면 대퇴부가 전체적으로 뻐근하면서 시원한 느낌이 오지만, 근복부만을 자침하는 경우 자침 개수를 줄이면 효과가 약하고 특히나 대퇴전면부의 경우에는 자침 시의 통증이 크다.

scm의 경우에도 MIO를 다 놓으면 좋겠지만 이와 같은 이유로 눈이 잘 보이는 쪽의 mastoid process 쪽에 1개를 놓게 된다.

복직근의 경우에도 배꼽 좌우의 천추혈을 놓는 것이 M으로 놓는 의미인데, 이것보다는 insertion 부위인 치골의 접합 부위에 자침하는 게 훨씬 더 효과가 크기 때문에 ra.Io 지점을 선택하게 된다.

③ 근육학은 기본으로 하자.

근육학에 소개된 내용들은 근육 자체의 TP점과 방사통으로 되어 있다. 이게 환자의 병증을 풀어나가는 데 많은 도움이 되고 기본이 된다. 다만 실제 임상에서 치료를 하다 보면, 환자의 병증은 Action에 기반을 두고 있는데 반해 근육학의 내용은 개별 근육들의 특성과 방사통들을 주로 언급하고 있어서, 환자가 호소하는 어떤 증상에 대해 어떤

근육을 선택할지 막막한 경우가 많다. 그러나 걸음을 배워야 뛸 수 있는 것처럼, 근육학 책을 기본으로 하고 실제적인 것들은 임상을 통해서 하나씩 겪어서 터득해야 한다.

④ 근육의 단축-신전에 따른 혈압

좌뇌-우뇌의 작용에 의해 동일 근육의 한쪽은 단축, 다른 한쪽은 신전의 상태를 만들게 된다.

어떤 근육이 단축되면 이 근육의 주위를 통하여 흐르는 혈관도 압박을 받게 되어 원래의 혈관 직경보다 좁은 상태의 구멍을 통하게 되므로 혈류속도가 빨라지고, 압력이 올라간다.

어떤 근육이 신전되면 이 근육의 주위를 통하여 흐르는 혈관도 이완되어 원래의 혈관 직경보다 넓어진 상태의 구멍을 통하게 되므로 혈류속도가 느려지고, 압력이 내려간다. 신전된 혈관 쪽에서 혈전(plaque)이 생기게 된다.

머리에서는 scm이 단축된 쪽의 혈압이 올라가고, 신전된 쪽의 혈압이 내려간다.[17]

손목에서는 승모근이 단축된 쪽의 손목 혈압이 올라가고, 승모근이 신전된 쪽의 손목 혈압이 내려간다.[18]

발목에서는 내전근이 단축된 쪽의 발목 혈압이 올라가고, 신전된 쪽의 발목 혈압이 내려간다.

이렇기 때문에 목에서 재는 혈압, 손목에서 재는 혈압, 발목에서 재는 혈압은 좌우가 제각각 다르게 나온다. 목에서는 우측이 혈압이 높고, 손에서는 좌측이 혈압이 높고, 발에서는 우측이 혈압이 높게 나오는 등 다양한 변화가 나타나게 된다.

인체의 근골격계에 있어서도 이러한 좌우 단축-신전의 편차가 커질 때에 병증이 생기듯이, 혈압을 측정했을 때 좌우의 혈압의 차이가 커지면 그만큼 근골격계의 편차도 커져있다는 것을 예측할 수 있게 된다. 또한 근골격뿐만 아니라 내부의 혈류순환계의 시스템이 병들어가고 있는 것으로 이해하면 된다.

---

17) 한의학에서 말하는 인영맥이다.
18) 한의학에서 말하는 촌구맥이다.

나이가 들어가면서 혈관 자체의 노화와 고지혈 등으로 인해서 오는 혈전이나 혈액순환의 문제만을 살피는데, 혈관 건강의 한 분야로서 근육의 단축-신전이 혈관계의 혈액순환에 미치는 영향에 대한 폭넓은 이해를 가져야 한다.

이러한 해부학적 근거로 인해서, MIO 치료를 받고 나면 좌우 근육의 단축-신전의 편차를 줄여주기 때문에, 다들 "침 맞을 땐 아파도, 침 맞고 나면 시원하다!"라는 말을 한다.

⑤ 근육 약어

본 책자에서는 근육들의 약어를 사용하고 있다.

약어	설명
MIO	M은 middle로 가운데란 의미이다. 근육의 상태가 단축일 때 가운데 부분에 자침한다는 의미이다. IO는 근육의 기시점을 말한다. Insertion, Origin으로 근육의 상태가 신전일 때 근육의 양 끝단의 tendon 부분을 자침한다는 의미이다.
scm	Sternocleidomastoid muscle
itb	Illio tibial Band를 말한다. 장골의 상단에서 대퇴골의 골두상단까지를 말한다.
ad	Adductor muscle
tz	Upper Trapezius muscle
dt	Deltoid muscle
cb	Coracobrachialis muscle
ss	Supraspinatus muscle
is	Infraspinatus muscle
ac	Acromion-Clavicle joint
sc	Sternoclavicular joint
ld	Latissimus dorsi muscle
ra	Rectus abdominis muscle
rf	Rectus femoris muscle
hms	Hamstring muscle
gma	Gluteus maximus
gme	Gluteus medius
gmi	Gluteus minimus
pma	Pectoralis major

pmi	Pectoralis minor
gne	Gastrocnemius muscle
ta	Tibial anterior muscle
tp	Tibial posterior muscle
prn	Peroneal muscle
pl	Patella ligament
P	Penetration 투자를 말한다. 우측의 독비-슬안 투자 같은 경우에 R.pl.P라고 쓴다.
it	Ischial tuberosity
ct	Calcaneal tendon
gh	丘墟(GB40)
pb	風府(GV16)
pj	風池(GB20)
cj	天柱(BL10)
s1	上髎(BL31) S1 foramen
s2	次髎(BL32) S2 foramen
s3	中髎(BL33) S3 foramen
s4	下髎(BL34) S4 foramen
gg	曲骨(CV-2)을 말한다. 소변 등의 문제에 자침한다. 임맥으로 인체 가운데에 있기 때문에 단독으로 gg라고 쓴다.
mm	meridian nerve의 팔꿈치에서 손목의 1/2 지점을 말한다. 손의 저림이나 가슴 답답, 화병 등의 경우에 신경을 자극한다. R.mm은 우측의 정중신경을 자극하라는 의미이다.
R	R은 Right로 우측을 의미한다. unilateral로 한쪽만 자침을 할 때 근육 이름의 앞에 붙여서 사용한다.
L	L은 Left로 좌측을 의미한다. unilateral로 한쪽만 자침을 할 때 근육 이름의 앞에 붙여서 사용한다. L.scm.IO는 좌측 scm 근육의 mastoid process 부분의 tendon을 자침하라는 의미이다.
B	B는 Bilateral로 좌우 양쪽의 근육을 자침할 때 근육의 이름 앞에 붙여서 사용한다. B.itb는 좌우 양쪽의 itb를 한쪽은 itb.M으로, 반대쪽은 itb.lo로 놓는다는 표시이다.
TP	Trigger Point, 통증유발점으로 근육학에서 어떤 근육의 통증이 나타나는 여러 지점을 말한다.
c7	c7-T1 사이의 극간인대를 자침하는 것을 말한다.
L5	L5-S1 사이의 극간인대를 자침하는 것을 말한다.
jumping	근육을 자침할 때, 근육이 움찔하는 반응이 나타나는 자극을 말한다.

3) MIO의 연동관계도

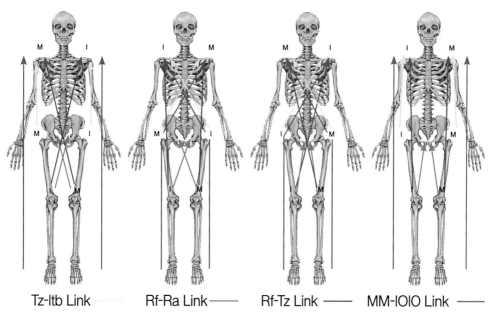

| Tz-Itb Link | Rf-Ra Link | Rf-Tz Link | MM-IOIO Link |

그림 27 - MIO Link

위 그림의 MIO 연동도[19]는 자침 시 그 힘이 전달되는 경로를 표시한 것이다. 자침 시에 좌우의 구별을 어떻게 할 것인지, 어깨가 아프다는데 어느 쪽의 구허(GB40)를 쓸 것인지, 어떤 식의 조합을 해야 가장 적합한 치료가 되는지에 대한 답을 담고 있다.

이것은 반드시 Standing 상태에서 X-ray를 찍어서 MIO를 가리고 나서야 가능하다.

① Tz-Itb Link

이것은 장경인대와 승모근이 같은 것끼리 연동됨을 의미한다.

위 진단결과지에서 R.tz.M이므로 하지에서 치료점 선택 시 itb.M인 쪽을 선택해야 함을 알려준다. 그림에서는 R.tz.M, L.itb.M으로 되어 있어서, 우측 어깨의 견관절, 팔

---

19) 어려서 아버지와 함께 목욕탕을 가곤 했다. 아버지가 타월로 때를 밀어주시는데, 항상 우측 정강이 쪽을 빡빡 문지르면 좌측 승모 근 쪽이 시큰시큰거리는 느낌을 받곤 했다. 어린 마음에도 항상 그게 왜 그런지가 늘 궁금했었는데, 이제서야 아버지가 남겨주신 숙제를 풀었다. 너무 일찍 멀리 가신 아버지, 존경합니다. 사랑합니다. 잘 계시죠?

꿈치, 손목의 문제에는 좌측의 고관절이나 무릎이나 발목에 자침해야 한다는 것을 알려준다.

② Rf-Ra Link

이것은 복직근과 대퇴직근이 같은 것끼리 연동됨을 의미한다.

위 진단결과지에서 R.ra.IO이므로 하지에서 치료점 선택 시 Rf.IO인 쪽을 선택해야 함을 알려준다. 소화장애로 인한 증상에 복직근을 놓고 싶다면 R.ra.IO + L.rf.IO를 같이 선택한다는 의미이다. 이렇게 함으로써 복강 내의 상태를 복직근 단독으로 놓았을 때보다 더 신속히 편하게 만들어줄 수 있다. 또한 ra가 가지고 있는 상하 혈류순환의 개념과 더불어 상지-하체로 연동되는 대퇴직근의 자침으로 인해 어깨, 팔 등의 문제도 풀어준다. 또한 하지의 부종이나 순환장애로 인한 냉증 등에도 사용된다. 대퇴동맥의 내전근에 의한 압박으로 하지 냉증을 호소하는 경우에는 이 조합에서 시리다고 하는 쪽의 ad를 가미하면 된다.

③ Rf-tz Link

이것은 어깨의 상승모근이나 견관절의 문제에 대퇴직근을 사용하는 것을 의미한다.

위 진단결과지에서 R.tz.M이므로 하지에서 치료점 선택 시 rf.M인 쪽을 선택한다. Rf는 어깨나 엄지손가락의 문제에도 쓰이고, 무릎질환이나 하지의 혈액순환장애 및 수술 후의 통증감소 등에 너무 유용하게 사용된다.

④ MM-IOIO

인체의 좌우는 좌뇌-우뇌에 의한 상호작용이므로, 어느 부위에 통증이 있어 그와 연결되는 다른 영역에서 자침 부위를 선택하고자 할 때, MIO가 같은 것끼리 선택을 하는 것을 말한다. 즉 M인 쪽은 M인 쪽을 놓고, IO인 쪽은 IO인 쪽을 놓는다는 것을 의미한다.

4) 정상적인 골반치료

골반은 좌우의 비틀림(Inflare-Outflare)이 있다. 그로써 모든 병증이 시작하게 된다. 그 비틀린 상태가 점점 교정되어가는 것이 골반 및 제반 병증 치료의 시작이 된다.

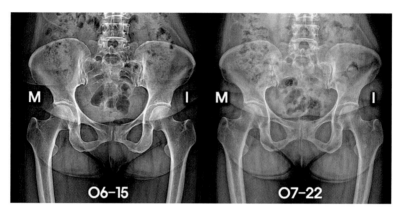

그림 28 - 정상적인 치료과정

최초 진단 시 R.itb.M - L.itb.Io 상태였다. 즉, R.pelvis가 Inflare 상태이고, L.pelvis가 Outflare 상태이다. M-IO의 상태를 유지하면서 좌우 폐쇄공의 수평길이가 거의 같아지는 상태가 골반의 비틀림이 회복되는 정상적인 치료 상태이다. 치료 중에 추가적으로 pelvis AP 사진을 찍어봄으로써 현재 치료가 잘되어가고 있는지를 확인할 수 있다.

5) 변하는 골반

지속적으로 환자들을 모니터링하면서, 좌우의 ITB가 변한다는 것을 확인하였다. ITB의 MIO가 변한다는 것이다. 최초 상태가 R.itb.M이었어도, 몇 개월쯤 지나서 다시 입원하러 올 때에는 30~40% 정도가 L.itb.M으로 변해 있었다. 그래서 X-ray만 봐도 itb가 변한 경우 요통뿐 아니라 다른 병증도 더 악화되었다는 것을 예측할 수 있었다.

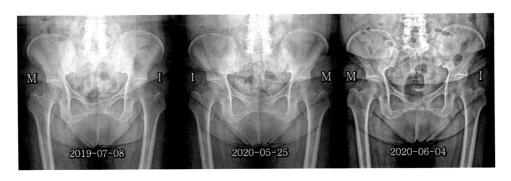

그림 29 - ITB는 변한다.

이 환자의 경우 최초 내원 시(2019년 7월 8일)에 R.itb.M으로 진단되어 첫 입원 시에는 그 상태로 잘 치료하였다. ITB가 변하는 걸 모르는 상태에서 두 번째 입원 시(2020년 5월 25일)에 L.itb.M으로 진단되어 이 상태로 자침을 하였다. 그런데 침 치료를 하면 할수록, 양쪽 다리의 둔부에서 햄스트링 쪽으로 서서 걸을 때 당긴다고 하였다. ITB가 변하는 걸 몰랐기 때문에 그냥 허리 아픈 증상을 호소하는 것으로만 생각하고 이번엔 ITB를 빼고 L4, 5번만 놓았다. 그런데 침 맞으면서 허리 가운데로 찌릿한 느낌이 온다고 하였다. 급기야 그날 밤 11~12시경에 허리가 아파서 끙끙 앓았다고 하였다. 그런데 이 환자는 진통제의 부작용이 있어서 통증이 심한데도 진통제를 맞지 못하였다고 하였다. 그래서 다음 날(2020년 6월 4일)에 불러서 상황을 설명하고 다시 AP pelvis를 찍어보게 하였는데, 그 결과 최초의 상태인 R.itb.M으로 돌아가 있었다.

즉, 원래 R.itb.M이었는데 이번에 허리가 다시 아프다고 입원했을 때에는 일시적으로 L.itb.M 상태여서 허리가 아팠던 것이고, 몇 번 침을 맞으면서 원래 상태인 R.itb.M으로 골반이 회복되었던 것이다. 그럼에도 불구하고 두 번째(2020년 5월 25일)로 찍었던 L.itb.M의 상태로 악화시키는 침을 놓고 있었던 셈이다. 그래서 다시 찍은 pelvis 필름대로 R.itb.M으로 변경하여 0.5㎜ 침으로 강자극하고 나서 발침 후에 바로 걸어보라고 하니 뒷다리가 당기는 것도 괜찮아지고 허리를 쭉 펴도 편해지게 되었다.

처음 몇 달간은 itb가 변하는 줄을 몰라서, 나중에 내원하였을 때 처음 상태의 itb와 반대로 변한 경우에 바뀐 itb대로 자침을 하였는데, 치료를 하면 할수록 병증이 자꾸 더 악화되는 경험을 여러 환자를 통해서 하게 되었다.

그런 경험을 하고 나서부터, itb가 나중에 변하더라도 최초의 itb와 비교를 해서 최초 내원 시의 itb를 기준으로 자침을 하게 되었고 늘 일정한 치료 효과를 보게 되었다.

이 부분은 itb 치료에 있어서 극도로 주의하여 살펴야 한다.

6) MIO 테이핑하기

여기서는 MIO 테이핑에 대한 것을 소개하려고 한다. 기존의 몇 가지 테이핑 방법들이 있는데, 여기서는 그와는 전혀 다른, 근육의 MIO를 파악해서 놓는 방법이다.

테이핑은 자침의 통증에 너무 민감해서 침을 맞기 어려워하는 환자에게, 혹은 방금 수술하고 온 경우 수술 부위에 바로 자침하기 어려운 경우 등에 증상의 개선을 위하여 침의 보조수단으로 하게 된다.

먼저 테이프에 대한 알레르기 반응이 있는지를 확인한다. 환자에 따라서 테이프의 접착성분에 대한 가려움, 발적 등이 있는 경우에는 시술하지 말아야 한다.

다음으로 1인치, 2인치 폭의 테이프를 준비한다. 보통 키네시오 테이프를 이용하는데, 구할 수가 없거나, 특별히 테이프의 접착성분에 대한 알레르기 반응이 없는 환자의 경우에는 어떤 종류의 테이프나 반창고, 스카치테이프, 청테이프 등 상관이 없다. 붙이고자 하는 근육의 크기에 따라서 1인치의 작은 폭 테이프를 써도 되고, 2인치의 넓은 폭 테이프를 써도 된다.

테이핑과 침은 서로 반대로 시술해야 한다.

근육이 M이면 테이핑은 그 근육의 양 끝단에 붙이고, 침은 그 근육의 가운데 부분을 자침한다. 근육이 IO면 테이핑은 그 근육의 1/2 지점에 그 근육의 폭만큼만 붙이고, 침은 그 근육의 양 끝단의 건(tendon)부위를 자침한다. 혼동하지 말아야 한다.

테이핑을 할 때는 목표로 하는 근육의 모양을 피부상에서 마음속으로 그려보고, 그 근육의 상하길이와 폭을 정확히 계산해서 정확히 그 폭만큼만 해당 근육의 기시점의 수직방향으로 붙여야 한다. 대퇴직근은 상하로 붙어 있어서, 좌우방향으로 붙인다. 대둔근은 45° 방향으로 되어 있어서, 45° 방향으로 비스듬히 붙인다. 이때 목표로 하는 근육의 폭보다 넓게 붙이거나 하여, 다른 근육까지 침범하면 생각지 못한 부작용이 나타난다.

보통 허리 아래쪽의 근육에 붙일 때에는 그 근육들이 보통 대근육이기 때문에 1인치 혹은 2인치 폭의 넓은 테이프를 붙인다.

소화장애 등으로 복부의 복직근에 붙일 때에도 보통 복직근이 상하로 길기 때문에 2인치의 테이프를 사용한다.

테이핑은 복부의 복직근, 무릎수술이나 고관절 수술 후의 대퇴직근, 내전근, 장경인대를 자극하고자 할 때, 요통에 있어서 요방형근을 자극하고자 할 때, 발바닥의 통증 등에 비복근과 발등, 발바닥 등에 붙일 때 대부분 수평으로 붙인다. 피부에 붙여서 특정 근육을 자극하기 때문에 침을 대체할 만큼 폭넓게 쓰이지는 않지만 효과는 적정한 편이다. 침이 굵기로써 효과를 강하게 한다면, 테이프는 폭으로써 효과를 강하게 한다.

테이핑 시의 주의점으로는 반드시 서 있는 상태로 붙여야 한다는 것이다. 엎드리거나, 누워 있거나 한 상태에서 테이핑을 하게 되면, 원 근육의 형상이 변해 있어서 오히려 부작용을 유발하게 된다.

05 MIO 따라하기

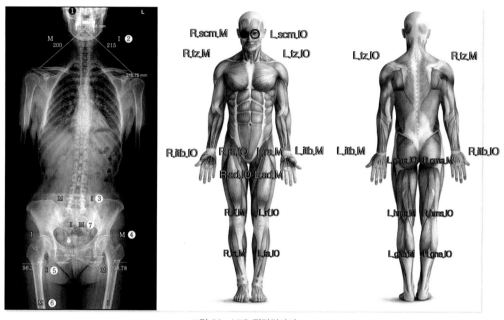

그림 30 - MIO 진단결과지

 최종적으로 MIO 진단결과지가 만들어졌으면, 그에 따라 환자의 병증에 따라 자침해야 할 곳들을 판단하고, 병증의 경중이나 선택 부위의 크기에 따라 어느 정도 굵기의 침을 사용할지, 염전할 필요가 있다면 어느 정도의 시간만큼 할 것인지를 정하고, 순서대로 침을 놔주면 된다.

1. 우측 견관절이 아프다

우 견관절은 天이다. 그러므로 天이나 地인 지점을 선택하게 되는데, tz-itb Link에 의해서 좌측 다리의 天人地 중에서 선택을 하여야 한다는 의미이다.

사진에서 보면 R.tz.M이므로 itb.M인 쪽을 찾는다. 좌측이 itb.M이다. 그러므로 L.itb.M인 쪽에서 자침 부위를 선택하면 된다. 그러면 좌측 다리에서 먼저 L.gh(좌 구허, 天人地三部論의 天地相通으로 연결됨)를 놓으면 된다. 0.4mm나 0.5mm의 침을 쓰고 잠시 염전하면서 어깨를 움직여보게 하여 가동범위의 증가나 통증의 감소 등을 살피면 된다.

다음으로 다리에서의 天地相通에 의해 L.gh - L.itb.M을 같이 선택하면 된다.

좌측의 장경인대를 촉진하여 1/2 지점인 가운데 부분에 자침하면 된다.

인체는 좌뇌-우뇌의 상호 협력작용에 의해서 움직이므로, 근육이 아닌 관절에 자침하는 구허 같은 경우에 L.gh 대신에 R.gh를 선택한다고 해서 우측 어깨로 작용이 안 가는 건 아니다. 다만 치료 효과의 효율성이 감소하는 것뿐이다.

이 모든 자리를 선택하는 것은 시술자의 자유의지이다. 안 풀리면 하나씩 더 추가할 수 있는 것이고, 풀리면 더 안 놓고 그쳐도 된다. 만일 전혀 안 풀린다면 그건 어깨 견관절의 주변 근육이 문제이거나 혹은 해당 부위의 근육이나 인대파열 등의 문제이다.

주변 근육의 문제라면 어깨관절의 움직임을 통해서 근육학적으로 문제가 되는 근육을 찾아내어, 대근육인 경우에는 MIO를 가려서 치료하고, 소근육인 경우에는 단순히 점핑 등의 자극을 가해주면 된다.

다음으로 우측 대퇴직근이 R.rf.M이므로, Rf-Tz 연동에 의해 R.tz.M - R.rf.M으로 연결시켜 자침한다.

다음으로 추가적으로 복강 내의 다른 증상이 있다거나 혈액을 순환시켜야 할 상황이 생기면 itb = ra이므로 Ra-Rf 연동에 의해서 R.ra.IO를 놓고 대퇴 쪽에서 L.rf.IO를 연동시켜주면 된다.

이렇게 차근차근히 원위 부위를 원리에 맞춰서 선택해나가면 되는 것이다.

2. 우측 승모근이 아프다

1) 근육의 단축, 신전 등의 문제로 인해 아픈 경우[20]

R.tz.M - L.itb.M에 의해 L.gh를 놓으면 바로 풀린다. 혹은 근육 자체에 자침한다. R.tz.M이므로 근육을 집어 가운데 부분에 점핑을 내주는 식으로 치료한다. 잘 안 풀린다면 견관절의 통증에서 해온 대로 하나하나 순서대로 밟아간다.

2) 근육에 혈액이 뭉쳐서 아픈 경우[21]

이 경우는 다른 방법을 써서는 해결이 안 된다. 즉, 혈액순환상의 문제로 인해서 통증이 생긴 경우이다. 이 경우는 보통 어깨가 어떻게 아프냐고 물어보면, 어깨가 무겁다, 돌멩이를 얹어놓은 것 같다, 밤이 되면 아프다 등등의 표현을 하는데 혈액이 승모근에 정체되어 있을 때에 느껴지는 느낌을 표현한다. 이 경우는 혈액순환의 제1 포인트인 ra를 자침하면 상반신이 다 시원해지고 눈이 환해지고 머리가 맑아지면서 어깨도 스르르 가벼워지면서 풀리게 된다.

혈액순환을 목적으로 하는 경우에는 어깨의 좌우 구별 없이 바로 복직근의 ra.IO인 쪽을 놓으면 풀린다. ra는 통상적으로 0.5㎜ 굵기의 침으로 최소한 1분 이상의 염전[22]이 필요한 자리이다.

머리나 눈까지 어떤 증상이 병행되어 있으면 scm.Io를 같이 자침한다.

---

20) 어깨를 많이 써먹어서 아픈 경우이다.
21) 정신적인 이유로 인해서 승모근에 혈액이 정체되어 있어서 나타나는 경우이다.
22) 통상적으로 어떤 병증에 대해 자침 부위 선택이 올바른데도, 1분 정도의 염전을 했는데도 환자가 "글쎄요, 아직 잘 모르겠네요" 하는 경우가 있다. 이것은 염전의 자극시간이 짧다는 의미이다. 환자가 느낄 수 있도록 염전을 2~3분이나 3~4분 정도 더 길게 해나가면서 확인하면 된다.

3. 소화가 안 되고 명치가 답답하고, 뱃속이 벙벙하다

먼저 R.ra.IO를 놓고, L.rf.IO까지 같이 배혈시킨 후에 복부의 상중하완이나 천추 등 압통점을 찾아서 놓는다. 복직근과 대퇴직근이 같이 움직이는 속성에 의해서 같이 자침하는 것이다.

위장의 문제가 더 있다면 소화제를 병행하고, 대장의 문제가 더 있고 만져보면 대장이 불룩불룩하게 만져진다면 숙변환 등의 변비약을 먹여서 한번쯤 시원하게 대장의 숙변을 제거시키는 게 좋다. 침만으로 다 풀려고 하지 않아야 한다. 급체 등에는 침만 놓으면 된다. 그러나 사람은 누구나 식체와 더불어 숙변이 있는 경우도 있어서(X-ray 사진에 검은 음영으로 보이는 것이 대장 내에 가스가 많이 찬 경우이다) 숙변환을 써서 한번 정도는 시원스럽게 강제 배출시키는 게 매우 좋다.

식체나 식적 등에 ra를 쓰는 의미는 복강 내의 압력을 복직근 이완의 형태를 빌어 떨어트리는 것이 된다. 또한 복강 내의 혈액량을 늘려주는 역할을 한다.

복부의 압진을 통해서 통증이 있거나, 뭉쳐 있는 곳은 직접 0.35㎜ 침으로 자침하여 복벽까지만 닿는 식으로 여러 번 자극하여 풀어주면 된다. 초기 식체나 식적은 ra 하나로도 풀리지만, 나이가 들어서 묵은 병증은 복부 압통점을 찾아 일일이 풀어줘야 한다.

복직근의 형태상 명치가 아프거나 속이 쓰리거나 할 때도 ra를 기본으로 한다. 이때 반하사심탕을 쓰기도 한다.

4. 좌측 손이 다 저리고 손에 힘이 없다

TA(교통사고) 후에, 혹은 미용 일이나 식당 일처럼 팔이나 손가락을 많이 써서 저린 경우를 말한다. 수근관 터널증후군이나, 경추디스크로 저린 것과의 구별[23]이 필요하다.

이런 저림이나 무력감은 상승모근의 긴장, 단축으로 인해서 생기는 증상이다.

진단결과지에서 L.tz.IO이다. 이 증상은 tz.M인 쪽을 치료해야 한다. R.tz.M을 점핑해주면 바로 풀린다. 증상이 오래되었다면 몇 차례 해주면 된다.

손이 저리거나 힘이 빠지거나 할 때, 상승모근이 단축된 쪽을 풀어줘야 하므로 우측 손이 저리거나 힘이 빠질 때 R.tz.M이면 우측 승모근을 자침하고, L.tz.M이면 좌측 승모근을 자침해주어야 우측 손의 저림이나 무력감이 풀리게 된다. 이때 점핑이 나지 않거나 어설프게 자침하면 증상이 풀리지 않는다.

5. 한쪽 어깨가 거상하는데 자연스럽지 않고, 자꾸 불편하다

환자가 아프다고 호소하는 쪽의 어깨 주변을 다 놔주었는데도 침 맞을 때는 "어머나, 하나도 안 아프네요!" 하고 가는데 다음 날 오면 다시 또 아프다, 아픈 데가 위치가 변했다, 돌아다닌다… 이러면 아픈 부위가 병처가 아니라는 것이다.

이러면 해당 어깨의 tz를 따져서 itb가 같은 쪽의 rf나 MM-IOIO가 같은 쪽의 rf를 선택해서 자침하면 된다. 천인지의 원리대로 itb, rf, gh를 같이 자침하면 해결이 된다.

이렇게 팔이나 손가락 등의 문제에 rf를 자침해서 탁효를 보는 경우가 매우 많다. 어떤 병증에 어느 부위를 자침했을 때 탁효가 나는지를 몇 차례의 경험을 통하게 알게 되면, 나중에는 환자가 말하는 증상만 들어도 이미 머릿속에서는 자침할 부위가 그려지게 된다. 원리를 통한 자침으로 탁효가 나는 것을 경험하게 되면, 바이올린에서 1st

---

23) CTS(Carpal tunnel syndrome)는 대릉혈 양 옆을 손으로 밖으로 벌어지게 당겨주고, 손바닥을 짝 펴게 하고 나면 저린 게 덜해진다. 경추디스크로 저린 것은 누운 상태나 앉은 상태에서 목을 견인할 때 저림이 줄어드는지 여부를 확인하면 된다. 경추가 눌러서 저린 것은 목을 견인시켜보면 바로 저림 등이 줄어든다. 경추의 문제는 경추간에 자침하면 된다.

position만 배우다가 3rd position을 배우고 난 다음에 연주하는 것만큼이나 환자를 볼 때의 자신감도 커지게 된다.

6. 앉아있을 때만 허리가 아프다

허리와 관련된 제반 증상에서 기본적으로 B.itb + L3, 4, 5를 자침한다. 그런 후에도 증상 개선이 없을 때는 호소하는 증상에 따라 하나씩 풀어간다.

그런데 이런 증상은 대둔근[24]의 문제이다. 대둔근은 매우 크고 강한 근육으로 우리가 사용하는 정도의 침으로는 크게 부작용이 나거나 하지는 않는다. 진단된 대로 대둔근의 MIO를 가려서 놓아주거나 아니면 그냥 도마식으로 여러 개를 산자해주면 된다. 대둔근의 경결된 부분을 산자하여 풀어준다는 느낌 정도로 자침해도 무방하다. 종종 양방에서 엉덩이 주사를 맞고 나서 잘 문질러주지 않는 경우, 둔부 근육이 섬유화가 되어 엉덩이를 만져보면 속에 단단한 덩어리가 있는 경우가 많다. 그런 경우에는 이 단단한 덩어리를 반드시 자침해준다.

7. 앉거나 누웠다가 일어나면서 허리를 펴려면 아프다

대퇴직근의 문제이다. 진단된 대로 대퇴직근을 자침해주면 된다. 여기서는 L.rf.IO, R.rf.M을 자침해준다. 하부교차 증후군(Lower crossed syndrome)의 증상이다. 그다지 빈번하게 보이지는 않지만, 허리가 아프다고 왔는데 허리에다 계속 침을 놔주는데도 안 낫는다면 다시 한번 어떻게 아픈지를 물어봐야 한다. 대퇴직근의 문제로 아픈 허리는 허리디스크나 협착증 같은 것은 아니지만, 허리에 침을 놔서는 풀리지가 않는다.

---

24) 필자는 겨울의 어느 날에 시골집에 들렀다가 냉골의 바닥에 엉덩이를 깔고 한 삼십 분쯤 앉아 있던 적이 있었다. 당시 40대쯤이니 그까짓것쯤이야 하고 앉아 있었는데, 다음 날 자고 나서 허리가 엄청 아파졌다. 그리고 나서야 대둔근의 역할을 깨달았다. 여자들의 경우 보통 방석 등을 가지고 다니면서 의자에 깔고 앉는데 아주 현명한 행동이다.

8. 걸으려고 하면 허리가 안 펴진다

복직근의 과긴장으로 생기는 증상이다. ra.Io 자침으로 바로 해소된다. ra 단독으로 하건 Ra-Rf Link를 생각하여 ra.IO + Rf.Io를 병행하건 시술자의 의지대로 하면 된다. 복직근의 과긴장이 되는 사람들은 요추 후만이 되어 있는 사람들이다. 요통에 허리에 자침을 해도 안 낫는 경우에 요추 전만(APT)이 되어 있는 사람들은 주로 대퇴직근의 자침을 통하여 요통이 해결되고, 요추 후만(PPT)인 사람들은 복직근을 자침할 때 요통이 해결된다.

9. 양 장골능의 좌우가 다 아프다

양 장골능의 좌우가 다 아픈 경우나, T12 부위의 좌우측이 다 아픈 경우는 전형적인 복직근 방사통의 영역이다. 복직근의 문제이다. 8번과 동일하게 처리해서 치료한다.

허리의 주변에 있는 모든 근육은 다 요통의 원인이 될 수 있다. 대부분의 요통은 요추의 극간인대 자침으로 해결이 된다. 그런데도 풀리지 않는 요통의 경우에는 다시 환자에게 어떤 자세나 상황에서 허리가 아픈지를 묻고 그에 따라 해법을 찾으면 된다.

10. 자고 나서 침대에서 좌우로 움직이거나, 일어나려고 할 때 허리가 아프다

요방형근의 문제이다. 요방형근을 보통 "요통의 대장"이라고 부르지만, 실제 임상에서 요방형근이 아니면 해결이 안 되는 경우는 1년에 몇 건이 되지 않을 정도로 많지 않다. 요방형근의 증상이 나타난 곳, 즉 아프다고 하는 쪽의 요방형근 자체를 자침하면 바로 해소된다.

옆으로 눕게 해서 요방형근을 45° 각도로 자침하면 풀린다.

11. 좌 엄지손가락의 윗부분, 즉 양계 부위 주위가 아프다

이런 환자들이 꽤 많다. 좌 엄지손가락은 우측 다리에 해당한다. R.gh, R.itb.Io를 선택한다.

좌 엄지손가락은 좌측 어깨에 달려 있지만, tz.M인 쪽이 tz.Io인 쪽을 지배하므로, R.tz.M을 자침한다.

좌 엄지손가락은 좌측 팔에 매달려 있어서, Rf-Tz Link에 의해서 L.tz.Io이므로 L.rf.Io에서 좌 대퇴직근을 자침해준다.

단순히 손목건초염의 경우 엄지손가락인대가 지나가는 부위를 자침해준다.

12. 좌 엄지손가락 수술 후 엄지손가락 손톱 마디 부위만 저리다

좌 엄지손가락은 우측 다리이고, 손톱 부위는 발 부위이다. 그래서 먼저 R.gh를 선택한다. 다음으로 좌 엄지손가락을 수술했다면 그 영향이 좌 어깨로 작용하였을 것이다. 그래서 좌 어깨를 보니 L.tz.IO이다. 그런데 앞에서 저림이나 무력감에 tz.M인 쪽을 선택한다고 하였다. 그러므로 R.tz.M을 자침한다. rf를 쓰는 것은 시술자의 역량이다.

모든 손가락이나 발가락의 끝마디만 저릴 때에는 1차 선혈이 구허(GB40)이다. 구허(GB40)를 쓸 곳이 매우 많다.

13. 엘보(내, 외 주상과염)

엘보 주위의 근육을 치료한다. 천인지의 어깨, 팔꿈치, 손목까지 같이 본다.

진단결과지에서 우측 어깨가 R.tzM이므로, L.itb.M인 쪽의 무릎을 선택한다. 무릎의 독비-슬안을 투자(pl.P)하거나 슬개인대를 자침(pl.M)하거나, 좌 무릎을 지배하는 좌 대퇴직근을 선택하여 L.rf.IO로 치료할 수도 있다. 원위 치료점을 이용한다. 그런데 이런 원위 치료점에서 병증이 안 풀린다면, 그것은 해당 통처를 직접 선택해야 하는 경우이다. 엘보 주변의 근육이나 근육학 속의 방사통이 미치는 근육 등을 찾아서 해결해야 한다. 근육학으로 볼 때 내측 주관절의 통증은 대흉근이고 외측 주관절의 통증은 극상근이므로, 해당 근육을 일차적으로 자침을 하고 결과를 본다.

14. 열중쉬어 자세가 안 되고, 어깨 전삼각근 쪽이 당기고 아프다

열중쉬어 자세는 극상근, 극하근이 주원인이 된다. 극상근의 문제로 열중쉬어가 안 될 때 당연히 전삼각근 쪽이 심하게 당긴다고 한다. 그런데 전삼각근은 병의 원인이 되는 부위가 아니다. 아프다고 아픈 데에 침을 놓는 것이 아니다. 극하근의 끝단(insertion 부위의 tendon)을 0.4㎜ 침으로 강하게 자극한 후에 다시 열중쉬어 자세를 시켜본다. 치료 전보다 조금 더 돌아가고 전삼각근의 통증이 줄었다고 하는 것을 보게 된다. 몇 차례 치료하면 된다.

어깨는 흔하게 보는데 유착성 관절낭염(동결건)은 침만으로 끌고나가기보다는 여러 방법을 동원해서 빨리 치료하는 게 낫다. 석회화건염으로 인한 통증도 시간이 오래 걸린다. 충격파나 수술로 긁어내는 등의 방법을 쓰기도 한다. 동결건이나 석회화건염 등은 경증인 경우에는 침으로 빨리 고칠 수 있지만, 중등도 이상이라면 시간도 오래 걸리므로 침, 한약 등의 치료를 고집할 것인지, 관절경 시술 등의 양방 방법을 고려할 것인지 선택하여야 한다.

15. 손가락의 문제

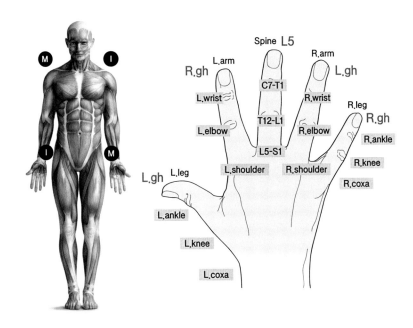

그림 31 - 손가락과 구허(GB40) I

이것은 R.tz.M - R.itb.Io인 사람의 경우에 손가락의 문제(저리거나 마디가 아프거나 등등)에 대해 구허(GB40)를 선혈하는 원리를 설명해놓은 것이다. 이것을 통하여 상승모근과 장경인대가 M-M/IO-IO가 서로 연동된다는 것을 확인할 수 있고, 이것을 이용하여 쉽게 선혈의 원칙을 세울 수 있게 된다.

① 우 엄지는 좌 다리이므로 우 엄지가 아플 때는 L.gh를 놓는다.

② 우 검지는 좌측 팔이므로 L.tz.Io - R.itb.Io Link에 의해 R.gh를 놓는다.

③ 우 중지는 L5에서 선택한다.

④ 우 약지는 우측 팔이므로 R.tz.M - L.itb.M Link에 의해 L.gh를 놓는다.

⑤ 우 소지는 우측 다리이므로 R.gh를 놓는다.

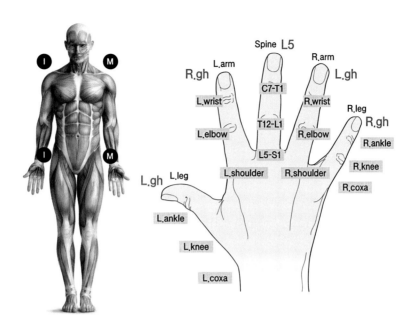

그림 32 - 손가락과 구허(GB40) II

다음은 R.tz.Io - R.itb.Io인 사람의 경우에, 손가락의 문제(저리거나 마디가 아프거나 등등)에 대해 구허(GB40)를 선혈하는 원리를 설명해놓은 것이다. 위의 예제와는 달리 어깨의 MIO가 반대로 바뀐 경우이다.

① 우 엄지는 좌 다리이므로 우 엄지가 아플 때는 L.gh를 놓는다.

② 우 검지는 좌측 팔이므로 L.tz.M - L.itb.M Link에 의해 L.gh를 놓는다.

③ 우 중지는 L5에서 선택한다.

④ 우 약지는 우측 팔이므로 R.tz.Io - R.itb.Io Link에 의해 R.gh를 놓는다.

⑤ 우 소지는 우측 다리이므로 R.gh를 놓는다.

16. 안면마비

안면마비는 이마-뺨 등이 다 안 움직이는 말초성 안면마비에 대한 치료이다. 뇌병변으로 인한 것과 구분한다.

뇌공에서 나오는 안면신경의 후두와 경항부에서의 근육압박으로 인해 안면이 마비되는 것으로 치료의 원칙은 후두와 경항부의 자침이 올바른 치료법이다. 마비된 안면부의 자침[지창(ST04)-협거(ST06)]은 안면마비 치료의 보조적인 처치이며, 마비된 얼굴에 직접 놓으면 안면마비가 치료되겠지 하는 것은 실제적으로 운이 좋으면 낫고, 대부분은 호전되지 않는다.

자침은 prone 상태에서 진단결과지에 따라서 시술한다. 안면이 좌측이 마비되건, 우측이 마비되건 침 놓는 부위는 진단검사지를 따른다. 우측 안면이 마비되었는데 진단결과는 좌측에 자침하는 것으로 나오면, 반드시 좌측을 기준으로 자침해야 한다.

위의 진단결과지에 따른 선택은 L.scm.IO, R.tz.M, L.tz.IO, pb.M(풍부 GV16), L.pj(좌풍지 GB20), L.cj(좌천주 BL10), 대추(GV14), L5, B.itb(양측의 itb를 놓는다)가 기준이 된다. 이 방법 역시 와사가 발병 시 7~10일 정도는 아무런 호전 반응이 없게 마련이며, 그 시간이 지나면서부터 환자가 얼굴이 펴지는 것을 자각하게 된다. 필요시 한약을 투약하게 되는데, 침 치료를 보조하여 치료를 도와준다. 침만으로도 잘 치료된다. 종종 보면 "아주 오래된 안면마비도 치료되냐?" 하면서 문의[25]하는 경우도 있는데, 오래된 것도 당연히 잘 치료된다. 하지만 너무 오랜 시간이 경과하여 안면신경이 위축되어 굳어져서 더 이상 호전되기 어려운 지경까지 갔다면, 개선을 기대하기는 어려울 것이다.

이것은 또한 삼차신경통에 대한 것도 동일한 방법으로 시술한다. 삼차신경통의 경우 안면마비보다 치료기간이 더 걸린다.

---

25) 2002년 월드컵 무렵, 사암침법을 쓸 때, 10여 년이 지난 안면마비를 고칠 수 있나고 오셨던 분도 계셨고, 복직근 수축이 너무 심해서 온갖 병원을 다녀도 차도를 못 보던 분도 있었다. 당시 필자 역시 전혀 도움을 못 드렸다.

17. 척추질환

경추, 흉추, 요추에서의 모든 치료는 동일하다.

척추 병증의 기본 치료는 Lat로 찍은 X-ray 사진을 보고 척추가 좁아진 곳을 기본으로 삼아 극간인대를 염전을 통해 자극을 하고, 동시에 항상 B.itb를 같이 놓아준다.

Itb는 골반의 시계, 반시계 방향의 회전을 유발하여 척주를 비틀어 신경 눌림을 유도하고, 하지의 저림, 당김, 시림 등을 유발시키는 원인이 된다. 그래서 항상 대부분의 치료에 Itb는 양쪽이나 한쪽을 반드시 시술한다.

흉추의 T3, 4, 5 압통이나 견갑골 내측으로 퍼지는 통증이 있는 경우 화병환자나, 심장질환자에게 흔히 나타나는 증상이다. 이 경우에는 해당 흉추 부위의 건부항 흔들기(척추 극돌기의 해당 부위에 부항을 붙여놓고, 1~2분 정도 부항을 강하게 흔들어준다. 척추가 안정되면 척수신경을 따라 생기는 대부분의 증상이 소실된다. 특히 늑간에 담이 결렸을 때 아프다고 하는 부위의 늑골을 따라서 척추까지 더듬어 가서 부항 붙일 자리를 선택한다. 이 방법으로 하면 대부분 해소된다. 습부항을 하는 것보다 더 효과적이다) 및 ra를 통하여 심장을 안정시켜야 한다. 이때 보통 scm을 같이 쓴다.

심장질환자의 증상으로 가슴이 답답하고, 등 쪽이나 심장 쪽이 아프거나 할 때, 부정맥인 경우 등에도 ra는 매우 중요한 자리이다.

요추 염좌, 디스크파열, 척추협착, 척추전위, 하지방사통 등 모든 병증에 동일하게 효과가 난다. 극간인대 치료는 전종인대골화증, 후종인대골화증 등에도 효과적이다.

디스크의 섬유륜 파열 등의 경우에 보통 침 치료를 하게 되면 2w~4w 정도의 치료 기간이 걸려서 회복이 된다(이 경우 환자들이 수술을 원하는 경우는 어쩔 수 없다).

척추 협착의 경우는 극간인대 자침이 매우 효과적이다. 다만 이 경우도 침 맞는 게 무섭고, 자침 통증을 감당하기 어려워하는 환자의 경우에는 수술이 낫다.

척추전위증의 경우 척추를 다시 원위치로 할 수는 없다. 침 치료는 허리의 상태를 안정화시켜주는 것까지이고, 전위가 크면 척추고정술(screw fixation)을 하는 게 낫다. 하지만 수술을 받더라도 역시 세월이 흐르면 그 수술 받은 부위의 통증이 다시 시작된다. 척추를 움직일 수 없게 고정하였기 때문에 어쩔 수 없는 결과이다.

척추의 골절, 극돌기나 횡돌기가 골절된 경우에도 해당 부위의 척추 극간인대 자극이 매우 효과적이다. 다만 그런 경우 환자가 해당 부위에 자침하는 것을 원치 않는 경우도 있다.

척추가 골절된 환자가 침을 맞으면 한나절 편하고, 자고 나면 다시 아프기를 며칠 하고 나서 X-ray를 찍어보니 골절로 나왔던 적이 있다. 척추 골절에 우연하게 침을 놔보게 된 건데, 이런 결과를 보면 과거 시절에는 척추에 금 가는 정도의 폐쇄성 골절 정도는 침을 맞고, 부목을 대고 안정을 취하면서 나았을 것이다.

척추 측만증의 경우 침으로 해보려고 여러 번 시도해봤지만, 침의 적합 영역은 아닌 것 같다. 도수, 교정, 운동, 추나 등의 물리적 힘을 가하는 방법이 타당할 것이다.

경추나 흉추, 요추 등에 있어서 비틀림이 존재하는데 이 비틀림의 정도에 따라 방광선상에 위치한 근육이 굳어지는 증상이 생긴다. 즉, 사람을 위에서 내려다보는 자세에서 이 사람의 고개가 우측으로 돌아가 있으면(ClockWise), 좌측 목줄기로 굳어지고, 흉추가 좌측으로 돌아가 있으면(CounterClockWise) 흉추의 우측 근육군이 굳어지고, 허리가 좌측으로 돌아가 있으면(CCW) 허리 우측 근육군이 굳어진다. 이런 비틀림이 오래되면 만성 근육통증이 나타난다.

18. 시력과 목줄기 통증

통상적으로 시력을 측정하게 되면 시력이 좋은 쪽으로 고개가 회전하면서 경추가 미세하게 비틀리게 되고, 그 결과로 승모근을 따라서 뒷머리부터 어깨를 따라 견갑골의 내측으로 통증이 연결되고, 더 나아가서는 팔까지 통증, 당김 등이 퍼지게 된다. 경추의 미세한 비틀림이 원인이 되어 근육의 만성적 긴장상태를 유발시키고, 이것이 잘 낫지 않는 통증으로 나타나게 된다.

이런 경우에 승모근이나 사각근의 TP를 쳐도, 속 시원히 풀리지 않게 되어 당황하게 된다. 이 상태는 승모근의 단순한 근육 통증이 아니다. 척추가 비틀려서 오는 만성 근육통이다.

이 치료의 핵심은 척추가 비틀린(오랜 세월 고개가 시력이 좋은 쪽으로 미세히 돌아가서 생기는 만성 상황인데, 근육이 굳어지는 50대 중후반부터 증상이 나타날 수 있어, 시술자도 나이가 들어야 이런 것을 이해할 수 있다) 것이 문제이기 때문에, 비틀림을 풀어주어야 목부터 어깨, 견갑골까지 줄기처럼 이어지는 통증이 풀린다. 이게 오래되면 승모근이 후두부에 붙어 있어 한쪽의 두통까지 유발하게 된다. 이때는 itb.M을 0.5㎜로 강자극[26]하여야만 해결이 된다. 0.4㎜ 정도의 침을 여러 개 꽂아도 해결이 되지 않는다. 이런 만성 비틀림으로 오는 병증의 경우에 0.5㎜를 써야만 병증이 풀리는 것을 봐야, 왜 "굵은 침, 굵은 침" 하는지를 이해할 수 있다.

19. 교통사고로 인한 뇌진탕

교통사고 후에 두통, 어지럼증, 속이 울렁거리고 메슥거리는 증상을 호소하는 환자들이 있다.

뇌진탕은 척수액 흐름의 장애로 발생하는 것으로, 자동차 사고처럼 충돌 시의 충격으로 인해 척추가 순간적으로 앞뒤로 흔들리게 되어, 척추 정렬상의 부조화가 유발되어 생기게 된다. 그러나 모든 사람에게 생기는 것은 아니다. 보통의 사람은 충돌 충격으로 인해서 이런 증상이 생겨도 별다른 치료가 없어도 반나절이나 하루 정도 사이에 저절로 풀린다. 문제가 되는 경우는 척추의 상태가 안 좋은 상태였던 사람들이다. 교

---

26) 0.5㎜를 쓰는 경우 보통 염전을 1분 정도 하는 게 원칙이다. ra, L5 등에 1분 정도 염전을 하면서 환자의 상태를 확인하는데, 병증이 완고한 경우 최대 3~4분까지 염전을 해야 증상이 풀리는 경우도 있다.

통사고가 발생해도 척추의 정렬 상태가 좋은 상태였던 사람들은 뇌진탕까지 오지 않고 뇌진탕 증상이 있어도 금방 회복되지만, 척추의 정렬 상태가 안 좋았던 상태의 사람, 특히 L5-S1이 협착되어 있던 사람들은 거의 대부분 뇌진탕이 발생하며 발생하더라도 치료기간이 길어진다.

뇌진탕의 치료 목표는 사고로 인해 척추가 휘청거리면서 정렬이 틀어졌기 때문에 척추의 정렬 상태를 다시 원상태로 돌려주는 것이다.

척수액의 순환장애로 인한 두통은 혈액순환의 문제로 인한 두통을 치료하는 방식으로는 해결이 되지 않는다.

뿐만 아니라, 안면부의 타박(권투선수처럼 두부의 충격으로 인해 뇌부종까지 연결되면 즉각적으로 두개골에 관을 꽂아 뇌 압박을 줄여주는 처치를 하지만, 그런 상황에서도 이 방법의 적용이 절대 필요하다), 추락 등의 원인 등에서도 뇌진탕은 나타나게 된다. 이럴 때의 치료는 L5-S1 사이의 극간인대를 0.5㎜ 침으로 강자극하는 것이다. 강자극이라 함은 자침 후 최소 1분 이상의 염전을 말한다.

대부분의 뇌진탕은 이렇게 치료가 된다. 어쩌다 한 명의 여환이 반복되는 L5-S1 강자극에도 두통이 회복이 안 된 경우가 있었는데, MRI 촬영 결과 전두엽의 미세 파열이 있어서 대학병원으로 이송된 경우가 있었다. 그 외의 모든 뇌진탕류는 이 방법으로 간단히 치료가 된다. 전 세계의 어디서나 자동차 사고는 발생하고, 뇌진탕은 인종, 국적을 불문하고 생긴다. 이 방법이 전 세계의 침시술자들에게 도움이 되길 바란다.

20. 자기 회복의 자세

보통 엎드려서 베개에 고개를 놓게 되는 경우, 나쁜 눈 쪽을 위로 가게 하는 자세를 취하는 경우가 많다. 이런 자세들은 쉬는 동안에 이완된 근육은 단축시켜놓고, 단축된 근육은 이완시켜놓으려고 하는 본능적인 자기 회복의 메커니즘이다.

똑바로 누워서 잘 때, 자기도 모르게 단축된 대퇴직근 쪽의 다리는 무릎을 구부리고, 이완된 대퇴직근 쪽의 다리는 펴는 자세를 취한다. 이것도 같은 이유이다.

21. 화병, 심근경색, 부정맥

화병이나 심장의 병증 치료는 MIO 치료에서 매우 효과적인 결과를 보게 된다.

화병은 뇌 쪽의 뇌혈류 충혈이나 척수액의 혼탁 등 여러 증상을 유발시키는데, 뇌혈류 충혈은 scm, ra로 잡아주고, 척수액의 문제이거나 혹은 스트레스성으로 인한 후두부, 두정부의 통증은 L5가 해결한다. 또한 양측 구허(GB40)의 자침도 중요하다.

전중 부위의 압통이 있으면 등 쪽의 T1, 2, 3, 4, 5, 6, 7, 8 등의 극간돌기 부분을 눌러보면서 압통점이 있는 부위를 찾고, 그 부위가 심장인지 위장인지 등을 구별하고, 압통점에 건부항을 붙이고 부항 흔들기를 해주면 된다.

화병은 먼저 머리로의 충혈, 다음으로 그로 인한 심혈관 순환계의 장애, 정신적인 스트레스성으로 인한 근육경결 등이 동반된다. 횡격막을 사이에 두고 심장과 위장이 닿아 있어, 심장병의 경우 위장 통증이 오거나 복통이 동반되기도 하고, 위장질환에 심장의 통증이 느껴지기도 하는 등 증상의 혼재 경향이 있다.

심근경색이나 부정맥, 죽상동맥 경화 등에 있어도 같은 방법을 쓰면 된다. 이런 내과적 증상에는 반드시 한약을 겸해서 치료하는 게 좋다. 심장의 병증, 화병 등에는 흔히 천왕보심단을 루틴하게 투여하는데, 심장을 안정시키는 데 매우 탁월하게 좋은 결과를 늘 본다.

화병으로 인해서 양발이 뜨거운 증상에도 화병 처방을 투여하고, 침을 MIO 치료로 할 때 효과가 매우 좋다. 이 MIO 치료를 하다보면 알게 되겠지만, 전신의 균형을 잡아주는 기법이기 때문에 어떤 병증이더라도 불치병이 아니라면 대부분 호전되는 결과를 얻을 수 있다. 여기에 사용되는 기본적인 치료 자리들의 개개의 속성을 정확히 파악하고 나면 늘 루틴하게 똑같이 침을 놔도 어떤 병증에서든지 기대 이상의 효과를 본다.

22. 발이 시린 증상

양발이 시린 환자들이 종종 있다. 발목 아래로만 시린 경우 늘 기본 치료 부위는 양쪽의 구허(GB40)혈이다. 0.5㎜를 양 구허(GB40)에 자침하려면 자침 테크닉도 있어야 하고, 많은 경험이 쌓여야 한다. 양 구허(GB40)를 기본으로 자침하고, 발로 혈액을 보내기 위해 itb(비틀림을 잡아준다), ra(상하지의 울결된 혈액을 순환시켜준다), rf(대퇴부의 혈액순환을 도와준다), ad(대퇴동맥의 압박을 풀어줘, 하지로의 혈액순환을 촉진한다) 등을 배혈해서 치료한다.

23. 귓속이 아프고 열이 난다

스트레스나 바이러스로 인해 이런 증상이 나타나는데, scm만 자침해도 바로 좋아진다. 환자와의 문진을 통해 그에 맞게 치료 자리를 선정하면 된다. 보험약으로 형개연교탕을 쓰면 신속한 효과를 본다. 형개연교탕은 보통 감기로 인한 누런 코나 가래 등의 증상에 흔히 쓰이는데, 체질별로 차이는 다소 있겠지만 체내의 어떤 불순물(고지혈, 담음, 객담 등등)을 제거하는 데 탁월하다. 목구멍 저 깊은 속에서 바짝 말라붙어 있는 듯한 느낌이 들 때에도 쓰는데, 2~3주 연속해서 복용하면 처음 1주 정도는 아무런 효과도 없지만 그 다음부터 맹물 같은 가래가 배출이 될 때까지 먹으면 몸이 아주 깨끗해지는 것을 느낄 수 있고, 에어컨 바람 등을 쐴 때 살이 아프게 느껴지는 그런 것도 개선이 된다. 보험약재로 나오는 가루약으로 효과가 약할 때에는 1회 복용량을 2~3봉으로 올려서 복용한다.

24. 전립선질환

남자들의 경우 50대를 넘어가거나 혹은 그 이전이라도 전립선의 문제가 생긴다. 또는 척추 수술 후의 부작용으로도 전립선의 문제가 생기는데, 소변보는 것이 시원치 않고, 찔끔찔끔 보게 되거나 할 때 척추에서 L3(척추 L3-4 사이를 말함)를 자침하고, 앞에서 곡골 혈을 자침하면 좋아진다. 약으로 쓸 때는 유근피 + 금은화 동량을 환으로 만들어 수시로 복용하면 도움이 된다. 나이에 불문하고 전립선 통증(하복부 통증, 고환부 통증, 소변이 불편해지는 등)이 올 때, 양방의 항생제 치료 후에도 전혀 개선이 되지 않는 만성 전립선 증상에는 유근피 + 금은화를 환으로 만들어 수시로 복용하면 치료가 된다.

25. 고관절이나 무릎의 인공관절 수술 후, 경골 내측의 절골술 후 등

고관절 수술 후 누워서 다리를 펴고 있을 때, 무릎을 구부리는 건 되는데 다리를 펴고 들어올리는 건 안 된다고 하는 경우가 많은데, itb와 rf, ad 자침으로 치료한다.

무릎 인공관절 수술 후 무릎을 바로 구부리기 힘들 때 무릎 CPM 기계를 통한 재활도 중요하나 무릎관절의 굴신을 조절하는 게 itb이기 때문에 itb를 반드시 치료해야 한다.

절골술은 경골 상단 내측을 잘라서 대퇴골과 경골이 만나는 각도를 조정해주는 치료인데, O자 다리 등을 교정할 때나 슬관절의 통증 등을 대퇴골과 경골이 만나는 각도를 조정하여 치료하는 목적을 가지고 행한다. 이때 수술 부위 등의 통증에도 itb를 자침하여 통증의 회복기간을 현저히 빠르게 줄여줄 수 있다. 수술한 다리의 itb가 IO라면, IO의 자침은 그 시작점과 끝점을 자극하는 것이기에 대퇴골두에 연접한 itb의 아랫부분과 비골의 상단 부위를 같이 자극하는 것이다. itb는 골반의 비틀림을 조정해주는 역할을 가지고 있고, 그 작용으로 대퇴골, 무릎, 발목관절의 정렬을 담당해주기 때문에 하지의 질환이나 상지의 질환에 가장 루틴하게 사용된다. ad는 대퇴골의 내측에 붙어서 대퇴골을 지지해주는 역할을 하는 근육으로 다리에 힘이 없다, 슬내측이 아프다, 무릎을 구부리기 힘들다, 들어올릴 수가 없다 등의 증상에 흔하게 쓰이는 근육이다.

26. 망막을 비롯한 제반 안과질환

침이 할 수 있는 영역이 어디까지인가를 잘 이해하여야 한다. 침은 근골격계를 정렬하고, 척수액의 흐름을 원활히 해주고, 혈액의 순환을 강화시켜주는 역할을 한다.

그렇기 때문에 모든 병증에 있어서 이러한 목적에 부합되는 병증이라면 대부분 차도를 볼 수 있지만, 그렇지 않은 경우에는 치료 목적을 기대하기 어렵다.

가장 명료한 차이는 이미 조직이 손상되어 회복 불가능한 상태의 병증이라면 별 도움이 안 된다. 망막변성으로 망막부의 조직이 비가역적으로 손상된 경우, 황반부의 조직이 비가역적으로 손상된 경우라면 침은 아무런 영향도 미치지를 못한다.

그러나 조직적 변성에 기인하지 않는 경우라면 뇌혈류를 개선하고, 척수액 흐름을 조절하는 식으로 어떤 형태로든 병증의 개선을 도모할 수 있다.

시력저하, 눈이 뿌옇게 보이는 것, 결막염, 안압상승, 녹내장, 황반변성의 초기, 망막병증의 초기 등에 효과를 볼 수 있다. 녹내장은 치료가능 범주에 들어가지만, 백내장은 조직 변성이 온 상태로 침으로 치료할 수 없다.

통상 scm + B.tz + ra + L5 + B.itb + B.gh + pb(GV16) + pj(GB20) 등을 루틴하게 쓴다.

27. 이명증

이명은 10여 년 가까이 연구해온 병증이다. 그러나 치료의 길은 여전히 멀다.

이명 치료는 강자극이 필요한 치료여서 환자가 자침 통증을 잘 견뎌낼 수 있어야 하고, 시술자도 엄청난 열정으로 염전을 반드시 해야 하는데, 이명 환자들의 경우 이명 증상에 대해 매우 고통스러워하는 사람도 있지만 신경이 쓰이는 불편한 증상 정도로 생각하는 경우도 많은 것 같다.

다른 병증으로 입원한 환자 중에 이명을 덤으로 고쳐달라는 경우가 많고, 외래 환자는 몇 번 침 맞아보고 안 오는 경우가 많다.

스트레스성의 이명 초기 증상은(대체로 1년 이내) 치료 효과가 좋은 편이다. 그러나 꼭 발병한 지 얼마 안 된 경우는 치료가 되고, 발병한 지 오래되면 치료가 안 되는 것이 아니고, 대부분이 케이스 바이 케이스인 경우가 많다.

아주 오래된 이명증도 치료가 될 때도 있고, 발병한 지 얼마 안 된 경우에도 치료가 안 되기도 한다. 여기에 만일 난청이 동반되어 있다면 치료는 불가능하다.

치료는 안과질환의 경우처럼 루틴한 처방을 구성한다.

28. 메니에르, 이석증, 전정신경염

이내 림프수종이 원인인 메니에르병은 청력감소, 어지럼, 귀울림, 오심 등 증상이 있고, 이석증은 돌발적으로 천정이 빙글빙글 도는 어지럼증을 호소하고 전정신경염도 심한 어지럼증을 호소한다. 다만 이러한 것을 구분하여 진단할 도구 등이 없기 때문에 주로 양방에서 진단을 받고 난 뒤에 한방 치료를 하거나 하게 되는데, 이 3개의 병증은 조직 변성이 온 상태의 그런 병증이 아니기 때문에 치료가 잘 된다.

이석증은 scm + ra만 정확히 좌우를 구별하여 자침하면 자침 즉시 어지럼증이 소실될 정도로 효과적이다. 몇 차례의 자침으로 깔끔하게 마무리가 된다. 메니에르나 전정신경염의 경우는 치료기간이 다소 걸리지만 충분히 치료가 가능한 증상이다.

이런 류의 병증은 혈액순환과 척수액순환이 치료의 핵심이 된다. 안과질환에 준해서 치료한다.

MIO 치료례

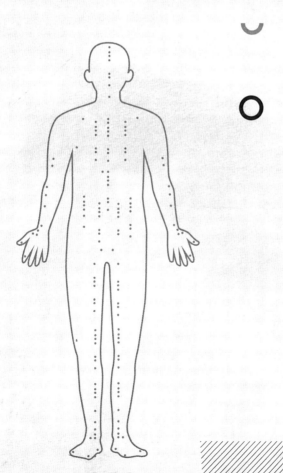

MIO 치료에서는 진단결과지만 있으면, 시술자의 마음대로 침을 전개하여 치료를 할 수 있다.

왜냐하면 인체의 병증은 수천 년 전부터 현재에 이르기까지 생로병사의 과정을 거치면서 늘 똑같이 아프기 때문이다. 관절, 척추가 아프고, 내부 장기 또는 국소 조직으로의 혈액순환의 문제 등등…. 시대가 변해도 사람이 아픈 것은 늘 똑같기 때문이다.

그러므로 이런 인체의 생리, 병리를 꿰뚫어보고서 전개하는 침이라면 늘 치료율은 일정하고 효과적일 수밖에 없다.

어느 부위를 자침하면 어떤 작용이 생기고, 그로써 어떤 병증이 치료되는가에 대해 몇 번의 경험만 있으면 침을 놓는 게 식은 죽 먹기처럼 쉬워지게 된다.

이제 어떤 조합을 써서 자기만의 특징적인 치료기법을 만들 것인지는 시술자 각자의 노력에 달려 있다. 이 장에서는 앞에서 설명한 원리를 가지고 필자가 지금껏 보아왔던 환자들의 케이스를 일부분 소개하여, 필자가 병증을 바라보는 시각과 그에 따라 치료 방향을 어떻게 생각하고 침을 전개하였는지를 보여줄 것이다.

이 파트를 열심히 공부하다보면 MIO 치료법의 기전이 이해될 것이고, 하나하나 몇 번을 따라서 하다보면 너무나 쉽게 환자들의 병증을 해결하게 될 것이다.

여기서 소개하는 대부분의 환자는 병원의 입원 환자로 오전, 오후 2차례씩 침 치료를 진행한 경우이다. 외래 환자도 있는데, 외래는 매일 치료하는 경우도 있고 며칠에 한 번꼴로 침 치료를 하는 경우도 있었다.

입원하여 매일 2회씩의 치료를 하는 게 가장 치료 효과가 좋다.

1) 57Y, F

57Y, F A0001	C/C	허리가 뻐근하고 아픔. 허리가 빠지는 것 같다. 야간뇨 때문에 깬다. 양발이 뜨겁다(우측>좌측). 주안점을 화병으로 인한 양발 뜨거움에 두었다. 화병 환자들에게서 흔히 보이는 게 발이 뜨겁다는 것이다.
	TX	허리가 뻐근하고 빠지는 것 같다는 것은 허리의 인대에 문제가 있다는 말이다. 빠진다는 표현은 주로 L5와 골반의 구조적인 결합 문제로 인한 것이다. L5가 가장 많은 부하를 받는 부분이다. L3, 4, 5를 놓는다. 발 쪽에 혈액이 정체되어 있어, 혈액을 순환시키기 위한 자리를 선택한다. 머리(scm), 복부(ra), 종아리(gne), 내전근(ad) 등의 자극이 필요하다. R.ra.lo + R.scm.lo + B.gh 시술함. 머리가 가볍고, 발의 뜨거움도 덜하다.

2) 57Y, F

57Y, F A0002	C/C	2~3일 전부터 우측 눈이 아프고 떨림이 있었다. 10월 11일 우측 안면마비 발생. 뺨, 입술, 이마가 안 움직인다.
	TX	안검의 떨림, 안면의 떨림 등은 마그네슘이 부족해서 그렇다고 하는 말이 있는데, 전혀 그렇지가 않다. 해당 부위로의 말초 혈액순환이 안 되어 근육이 경련을 일으키는 것으로 혈액순환을 시켜주면 해결이 된다. 이런 피로한 상태가 지속되어 두경부의 근육이 굳어지면, 그 근육 속으로 지나서 얼굴로 가는 안면신경을 압박하게 된다. 그 결과로 얼굴의 반쪽이 이마, 눈, 뺨, 입술까지 마비가 되는 것이다. 마비된 얼굴은 안면신경의 마비로 인한 증상이 드러난 부위일 뿐이다. 우측 안면신경이 나오는 우측 후두, 경항부의 근육 경직으로 인한 안면신경 압박이 문제이다. prone 자세로 pb(GV16), L.pj(GB20), B.tz, R.scm.lO, L5, B.itb, supine 자세로 R.ra.lO 시술하였다. 처음 10일간은 아무 반응이 없었다. 그 후 조금씩 눈, 이마가 풀리고 입술이 제일 마지막까지 남았는데, 4주가 되어서 정상으로 회복이 되었다. 안면부에 지창(ST04)-협거(ST06)니 이런건 전혀 놓지 않았다. 안면마비 증상에 얼굴에만 침을 놓아도 낫는 경우가 한 30%는 될 것이다. 그러나 70%는 낫지 않는다.

3) 56Y, F

56Y, F A0003	C/C	1. 우측 뺨 등 우측 안면 반쪽과 귀가 손도 못 대게 아프다. 2. 양쪽 손의 가운뎃손가락이 아프다.
	TX	1. 귀 주위가 아프거나, 이마가 아프거나 하는 것이 전형적인 scm 방사통의 영역이다. 이것은 바이러스로 인해 귓속이 붓고 아픈 경우에도 똑같이 scm의 적응증이 된다. 안면부나 귓속이 붓고, 열이 나고, 아픈 게 흔하다. L.scm.IO 조금 부드럽다. R.scm.M까지 하니 풀렸다. 여기서 하나 더, scm의 방사통의 부위만 볼 게 아니고, scm 근육으로 인해서 carotid artery가 눌려서 오는 혈류 저하의 문제를 보아야 한다. 2. 이건 근육학에 나온 대로 대흉근의 방사통 중의 하나이다. 여자들의 경우 가슴 자침이 어려워서 필자는 상완골에 붙은 부위, 즉 IO로 자극을 한다. 양쪽 pma(pectoralis major)의 IO 부분을 자침하니 그것으로 풀렸다. pma.Io는 내측 팔꿈치의 통증에도 효과가 좋다.

4) 62Y, F

62Y, F A0008	C/C	자동차 후방좌석에 앉아 추돌사고 후, 우 어깨, 좌 무릎 다침. 타 한방병원에서 입원 치료 후 퇴원하여 OS에서 치료받고 있다가 왔다고 함. 유럽의 어느 선생님이 소개해줘서 왔다고 함. 무릎 상태를 보니 부기가 심하고, 무릎을 굴신하지를 못한다. 걷는 게 힘들다.
	TX	무릎의 부종은 무릎 주변의 대퇴직근, 장경인대, 내전근 등이 풀리면서 사라진다. 무릎 굴신의 문제에 제1 선택은 동측의 장경인대이다. L.itb.M(0.5 강자극), L.rf.M, L.ad.M(jumping), L.gne를 하였다. 외래 통원 치료로 열심히 옴. 무릎 부종 빠지고, 걸어다닐 만하게 치료가 되었다. 무릎을 구부리거나, 펼 때의 문제는 장경인대가 무릎의 외측으로 연결되어 있어서 그렇고, 무릎의 내측의 문제는 내전근이 연결되어 있어서 그렇다. 종아리의 gastrocnemius 근육도 대퇴골로 붙어 있어서, 무릎의 안정성에 중요한 역할을 한다.

5) 58Y, M

58Y, M A0011	C/C	10월 19일 자동차 사고. 머리, 어깨, 허리, 복부 통증 있음. 머리가 지끈거리고, 우측 뒤 목덜미가 아프고, 좌측 좌골이 당김.
	TX	TA로 인한 통증은 충돌 시에 척주가 흔들려서 오기 때문에 전신적으로 통증이 나타나는 게 특징이다. 목, 어깨, 등, 허리, 무릎 등이 다 아플 수 있다. TA로 인한 두통은 충돌시의 척추 흔들림에서 오는 척수액의 순환장애이므로 1차적으로 L5(0.5)를 자침한다. 10월 27일까지 L5를 계속 자침하였다. 두통이 많이 나아졌지만, 덜 풀린 느낌이다. L.scm.IO까지 해주면서 통증이 잡혔다. 여기서 보듯이 두통은 3가지의 구분이 있는데, 척수액의 흐름장애에는 L5, 뇌혈류의 문제로 인할 때는 scm, 전신 혈액 정체로 인할 때에는 ra로 치료점이 딱 고정되어 있다. 이 환자의 X-ray를 보면 L5-S1의 간격이 bulging 상태로 좁은 상태였다. 외래 통원 치료로 열심히 옴. 무릎 부종 빠지고, 걸어다닐 만하게 치료가 되었다.

6) 49Y, M

49Y, M A0013	C/C	처음에 무거운 물건 들다가 좌측 어깨인대가 끊어져서 좌 어깨를 수술했는데 통증이 지속되어 재수술을 받았다. 허리 쪽은 L5-S1 협착증인데, 걷지를 못해서 허리 수술을 받고 보행이 가능해졌다고 한다. 좌 어깨가 24시간 뻐근하고, 통증 있고, 주먹을 쥐는데 힘이 하나도 없다. 어깨 거상시 통증, 누르면 아프다. 술 먹으면 더 아프다.
	TX	거상 시 삼각근 후면 쪽으로 아픔. 좌측 어깨인대가 끊어졌다고 하면 대부분은 극상근으로 인한 것이기에, 좌측 어깨의 거상 시 통증에 L.ss.IO 수차례 자침 후 거상은 거의 괜찮아졌다. 어깨의 거상 시에 극상근, 열중쉬어 자세가 안 될 때도 극상근 등, 극상근도 어깨질환에 쓰임이 많다. 좌측 손의 무력감은 우측 tz.M 자침으로 해소되었다. 힘이 없거나 저리다고 할 때 승모근의 역할이 크다. 승모근의 단축된 쪽을 풀어줘야 힘이 없거나 저리거나 하는 증상이 풀리게 된다. 이 환자의 경우에는 R.tz.M이기 때문에, 좌측 손에 힘이 없다고 해도 치료할 부위는 우측이다. 즉, R.tz.M을 하여야 한다. 이때 L.gh를 추가해도 된다. 어깨의 특정한 근육의 손상이나 인대파열 등이 없는 관절의 움직임에 제한만 있는 경우는 보통 tz-itb Link를 따라서, 좌측 어깨의 문제면 이 환자의 경우에는 L.tz.Io - L.itb.Io이므로, L.gh(0.5)로 강자극해주면 바로 관절 움직임이 자연스러워진다. 보통의 경우 어깨질환에 gh, tz, ss, itb를 쓰게 된다. 가벼운 거상 시 통증에는 흔히 오구완근(coracobrachialis)을 점핑해서 거상 시켜보고 거상이 풀리지 않으면 그 주변 근육들을 하나씩 짚어나간다.

7) 58Y, F

58Y, F A0014	C/C	옷을 입다가 허리를 뜨끔했는데 서지를 못해서 양방병원에 입원해서 허리 쪽 처치를 받았다. 현재 양 무릎 아래가 얼음장처럼 차다. 평소에도 발이 시리다고 한다. 걷는데 우측 다리로 오래 지탱하기가 힘들다. 목을 돌리지를 못하겠다. 고개를 우측으로 조금만 돌리려고 해도 우측 목줄기의 가운데가 뜨끔, 우 견갑골까지 뜨끔해서 고개를 돌리지를 못한다고 함.
	TX	무릎 아래가 시리다고 하면 ra, itb, gh를 적용시킨다. 허리 수술 후에 무릎 아래 시림이 더 심해졌기에 허리 쪽도 같이 자침을 한다. 걷는데 우측 다리로 오래 지탱하기 힘든 것은 우측 itb가 IO 상태이기 때문에 그렇다. 앞으로의 치료례를 살펴보면 알게 되겠지만, IO 상태인 곳은 혈액이 잘 흐르지만 대신에 혈류속도가 약해지고, 발육상태는 더 좋지만, 힘 자체는 약하게 된다. 대부분의 통증, 거의 90% 정도가 IO인 쪽에서 생기는 것을 확인할 수 있을 것이다. 그래서 R.itb.Io이기 때문에, 오래 걸으면 우측 다리가 힘이 빠지게 되는 것이다. 고개가 안 돌아가는 증상의 치료에서는 루틴처럼 양측의 견갑거근을 점핑내주면 바로 풀린다. 견갑골과 견갑거근이 만나는 sup. angle 부분을 횡자로 자침하면 되고, 점핑이 나면 즉각적으로 고개를 돌릴 수 있게 되는데, 점핑이 안 나고 자극만 되는 경우는 효과가 조금 약하다. 그럴 때는 발침하고 다시 동일 부위를 자침하여 풀어야 한다. 이 방식으로 하면 거의 대부분 고개를 못 돌리는 증상은 해결이 된다. 그런데 어쩌다 그것만으로 부족해서 덜 풀리는 경우가 있는데, 그 때는 B.itb나, B.gh를 해도 도움이 된다. 아주 드물게 scm까지 해야 풀리는 경우도 1건이 있었다. 이 환자를 처음엔 어깨의 상승모근도 치료하고, 허리가 뜨끔했었다고 해서 요추도 놔보고 했는데, 우 뒷목-어깨-견갑골까지의 통증이 영 풀리지가 않았다. 경추디스크인가 해서 경추 견인을 시키고 확인해봐도 전혀 차도가 없었다. 그래서 등 쪽의 척추를 따라서 쭉 눌러보니, 등 쪽의 거의 모든 척추돌기 부분들이 손도 못 대게 다 아프다고 한다. 그래서 등 쪽의 압통점들에 건부항을 다 붙여놓고 한참 흔들어주고 나니, 목이 돌아가는 게 조금 더 나아졌다. 그리고 이렇게 완고한 근육 경결 및 통증은 대부분이 척주의 비틀림으로 만성적으로 근육 긴장이 오래되어서 나타나는 것이다. 이 환자와 같은 이런 증상이 척추(경추)의 비틀림으로 인한 증상이다. 이것을 자세히 살펴보면, 시력이 나쁜 눈 쪽의 목줄기가 완고하게 아프게 된다. 우측 눈이 좌측 눈보다 시력이 더 나쁘면 우측 뒷목에서 어깨-견갑골까지의 근육경직이 나타나게 된다. 이렇게 오래 묵은 경우에는 itb.M(0.5) 쪽을 강자극하고, 2~3분간 강염전을 하면 된다.

8) 60Y, F

60Y, F A0018	C/C	6월경 목욕탕에서 미끄러진 후 허리가 아파서 일어서면 허리를 곧게 펴지를 못하겠음. 7월에 우 무릎 절골술 시행함. 우 무릎이 걸으면 붓고, 좌측 무릎은 구부리면 오금이 당긴다.
	TX	우측 무릎에 테이핑을 하였다. 우 무릎이 붓고 무거웠는데 테이핑을 하고 나니 가볍다고 한다. 허리도 편하다고 한다. 이 환자는 R.rf.lo이므로, 대퇴직근의 가운데 부분을 대퇴직근의 폭만큼만 가로방향으로 테이프를 붙인다. R.itb.lo이므로 대퇴의 우측 외측면의 장경인대의 폭만큼 장경인대의 가운데를 가로방향으로 붙인다. 침 치료로는 허리에 L3, 4, 5를 놓고, B.itb, 허리를 곧게 펴는 자세에는 대퇴직근, 복직근이 관여하므로 R.rf.lo, R.ra.lo 등도 자침하였다.

9) 29Y, F

29Y, F A0022	C/C	TA. 정차 상태에서 운전석 쪽 추돌함. 걸을 때 약간 어지러운 듯, 속이 울렁거리고 팔다리가 떨림. 좌 어깨가 아프고, 좌 팔이 저리다. 좌 손가락 5지 및 손바닥까지 저림.
	TX	TA인 경우에 전신 저림증이나 떨림이 흔히 나타나는데, 추돌 시의 충격으로 인해 척주가 미세하게 흔들리고 비틀려서 그에 붙어 있는 모든 근육들이 과긴장되어 신경을 누르는 상태가 되어서 국소적인 저림증이나 전신의 저림 등이 나타난다. 이것은 MIO 치료를 하면서 시간이 지나면서, 척주의 비틀림이나 근육의 과긴장 등이 풀리면 저림증도 같이 풀린다. 어지러운 듯, 속이 울렁거리는 것은 가벼운 진탕 증세이다. L5(0.5)를 자침하면 된다. 다음으로 좌 팔의 저림증인데 이것은 승모근의 긴장으로 인한 것으로 승모근이 단축된 쪽의 승모근을 점핑해주어야 한다. 좌 팔이 저려도 우 승모근이 단축이므로 R.tz.M을 한다. 손가락 및 손바닥의 저림이 바로 풀렸다. 간간이 이렇게 안 풀리는 경우에는 새끼손가락에 연결되어 있는 flexor carpi ulnaris를 점핑해주면 된다. 혹은 경추디스크로 인한 경우에는 dermatome을 보고 C7-T1사이를 자침하면 된다.

10) 57Y, F

57Y, F A0026	C/C	L4, 5 협착증세로 허리가 빠질 듯이 아프고, 양쪽 대퇴의 외측으로 시리다. 좌측이 더 시리다.
	TX	디스크가 가운데로 밀고나오면 central foraminal stenosis가 되어서 양쪽 하지로 다 저린 증상이 있지만, 좌측이나 우측의 한쪽으로만 밀고 나오면 한쪽 다리만 저리게 된다. 이 환자는 양쪽의 대퇴의 외측으로 시리다고 하니 디스크가 가운데로 밀려나와서 신경을 압박하는 상태이고, 골반이 많이 비틀려 있는 상태이다. L3, 4, 5의 stenosis라고 할 때에는 항상 척추간의 좁아짐만 볼 게 아니고, 척주 자체의 비틀림, 즉 골반의 in-out flare를 유심히 보아야 한다. 골반의 좌우 폐쇄공의 수평 길이의 차이가 작은 경우는 골반이 안정화되어 있는 것이기에 L3, 4, 5만 자침을 해도 증상 개선이 이뤄지지만, 폐쇄공의 수평길이의 차가 큰 경우는 골반이 많이 비틀려 있는 것이기 때문에 L3, 4, 5와 B.itb를 같이 시술해야 한다. 이 환자는 처음에 0.4㎜ 굵기의 침으로 L4, 5번을 자극하였으나 시큰대는 게 똑같고 호전이 더디었다. 그래서 침을 0.5㎜ 굵기로 바꿔주자 바로 "허리가 훨씬 좋아졌다"고 하였다.

11) 54Y, F

54Y, F A0029	C/C	L4, 5 의 척추간 협착증세 있다. 좌측 다리로 오래 서있으면 저리고 당긴다. 설 때 허리가 아프다.
	TX	이 환자는 척주가 좌측으로 기울어져 있는 모습이다. 한 발로 서기를 하면 우측 발로만 서 있으면 척주가 우측으로 기울고, 좌측으로만 서 있으면 좌측으로 기우는데, 평소 척주가 좌측으로 기울어져 있는데다 좌측 다리에 힘을 주고 오래 서 있으면 척추가 더 좌측으로 기울어져서 척추관신경을 압박하는 그런 자세이다. 이런 자세를 가지고 있기 때문에 좌측 다리로 오래 서 있으면 저린 증상이 나타난다. 척추의 기울기 자체를 교정하려면 운동, 교정치료 등이 필요하다. B.itb, L3, 4, 5 및 척주를 한쪽 방향으로 기울게 하는 요방형근을 자침해서 한쪽 근육이 과도하게 작용하여 척추가 기울어지는 것을 조금씩 줄여나가는 것이다. 이 환자는 요방형근의 테이핑을 하여서 통증을 풀었다. 이처럼 하부교차증후군의 증상이 많다. 대퇴직근 + 요방형근의 침 치료나 테이핑을 하면 된다.

12) 59Y, M

59Y, M A0031	C/C	양반다리를 하면, 우측 pl(patella ligament)이 아프다고 한다.
	TX	양반다리가 안 되는 것은 rf + itb를 자침해야 하고, 양반다리를 할 때 무릎 주변의 통증이 오는 것은 ad(adductor)를 치료해야 한다. R.ad.lo를 0.5mm로 강자극하고, 발침 후에 5분 정도 앉아 있으면서 확인하였는데 통증이 없었다.

13) 52Y, F

52Y, F A0033	C/C	체육대회에서 뒤로 넘어져, 좌측 발목이 쑤시고 dorsi flexion 시에 종아리가 당긴다.
	TX	dorsi flexion 시에 종아리가 당긴다고 하는데, 진단결과지를 보면 좌측 gne가 단축이다. gastrocnemius의 가운데 부분을 점핑해주고, 다시 움직여보게 하니 당기는 것이 풀렸다. 다음 날 와서는 dorsi flexion 시에 발목 전면부가 쥐가 나려고 한다. 대퇴직근 및 전경골근이 IO 상태일 때, 발목 전면부가 아프거나 당기거나 하는 현상이 잘 생긴다. ta를 도마 식으로 여러 개를 놓는다. 이것을 보면 처음부터 L.ta를 자침하였으면 gne를 건드리지 않아도 해결이 되었을 것으로 보인다.

14) 60Y, F

60Y, F A0046	C/C	계단을 오를 때 우측 무릎 슬개골 상연이 당긴다.
	TX	슬개골 상연이라면 대퇴직근이 붙는 부위가 된다. rf가 M이든 IO이든 둘 다 위와 같은 "당긴다"는 증상은 나타날 수 있다. 처음 한두 번은 rf의 MIO 구별하지 않고, 아시혈대로 놓아도 좋아질 수 있다. 그러나 병증이 깊어지면 그런 방법으론 해결되지 않는다. 진단결과대로 R.rf.IO로 치료한다.

15) 72Y, F

72Y, F A0048	C/C	우측 무릎이 붓고 열이 나고 아프다. 계단을 내려올 때가 더 아프다고 한다. 우측 무릎에 물이 자주 찬다. 앉았다 일어서기 힘들고, 우측 무릎을 구부리기가 힘들다.
	TX	IO의 특성이 IO인 쪽의 힘이 약하고, 통증이 잘 온다는 것이다. R.itb.IO이고, R.rf.IO이고, R.ad.IO이다. 환자들 보면 "나는 아프면 한쪽 반신이 다 아파요"라는 사람들이 이렇게, MIO가 한쪽으로 다 몰려 있는 사람이다. 이 환자는 우측이 I - I - I 인 상태이다. 아프면 우측 반신이 다 아파지는 체질이다. 다른 사람보다도 특히나 더 무릎이 약할 수밖에 없다. 무릎 부종에 대해 R.ra.IO를 쓰고, B.itb, R.rf.lo, R.ad.lo를 놓는다. 우측 무릎이 구부리기가 힘들다. 무릎의 굴신은 1차적으로 Itb의 강자극이 필요하다. B.itb를 해준다. 무릎관절 환자를 많이 보는데, 필자가 근무하는 곳은 병원이기 때문에 이미 다른 곳에서 할 만큼 다 해보고 오게 된다. 그만큼 이미 무릎 연골이 다 닳아서 더 이상의 치료가 무의미한 지경이 되어서 오는 경우가 많다. 이런 경우에는 굳이 침이나 한약을 가지고 고쳐보려고 애쓸 필요가 없다. MRI 등의 촬영을 통해서 정확히 진단을 하고 연골 등이 다 닳아버렸다면 인공관절만이 답이 된다.

16) 66Y, M

66Y, M A0051	C/C	좌측 장골 윗부분, 옆구리 쪽이 아프다.
	TX	좌측 옆구리는 대둔근, 요방형근, 복직근, 광배근, Itb 등 여러 부위가 영향을 미칠 수 있는 부위이다. 다행히 L.itb.M을 자침하니 풀렸다.

17) 59Y, M

59Y, M A0055	C/C	술을 마시면 양 종아리가 쑤셔서 막 두드려야 시원하다고 한다.
    I M M I I M	TX	종아리에 쥐가 나거나 할 때도 그냥 양쪽의 비복근을 잡고 점핑해주면 보통은 다 좋아진다. 이 환자도 처음에 양측 비복근의 중앙 부위를 자침하였다. 양쪽을 다 gne.M으로 자침한 셈이다. 다음 날 와서 자침 후 우측은 쑤시는 게 덜해졌는데, 좌측은 더 심해졌다고 한다. 우측 다리는 R.gne.M이므로 가운데 자침한 게 맞게 자침한 것인데, 좌측 다리는 L.gne.lo이어서, 가운데를 자침하면 상태를 더 악화시키게 되는 치료를 한 셈이다. 근골격계의 문제에서는 술이 나쁜 영향이 더 많다. 담배와 술 중에 어느 것이 더 나쁘냐고 묻는다면, 근골격계 증상에는 술이다.

18) 60Y, F

60Y, F A0056	C/C	좌측 발바닥이 뜨겁고 화끈거려서 잠을 못 잔다. 여기저기 치료해봤는데 효과를 못 봤다고 한다.
    I M M I M I I M	TX	진단결과대로 먼저 다리 쪽만 살펴보려고, L.itb.IO, L.ad.M, L.gne.IO, L.gh를 자침하였다. 다음 날 와서 잠을 잘 잤다고 하였다. 그런데 이런 증상은 음허 증상인 경우도 있지만, 대체로 화병 증상인 경우가 많다. 화병 소견이 있다면 L.ra.lo, scm 등을 같이 배혈해주면 더욱더 효과가 난다. 화병 소견이 없어도 MIO로 진단된 대로만 놔주면, 어디가 어떻든 다 일정한 효과가 난다.

19) 56Y, F

56Y, F A0059	C/C	우측 무릎을 구부렸다가 펴려면 우슬 외측의 햄스트링 쪽 힘줄이 당긴다고 한다.
    I M I M M I	TX	진단결과대로 R.itb.lo + L.itb.M(0.5)로 자침하고 염전한 후에 다시 무릎을 움직여보니 풀렸다. itb가 하지의 상태를 전체적으로 안정시키는데 1차적으로 사용되어진다. 뒤쪽에서 직접 자침하고 싶다면 R.it를 자침해도 된다.

20) 37Y, F

37Y, F A0060	C/C	좌측 견갑골이 아프다고 한다.
	TX	견갑골 자체가 아프다고 할 때 R.itb.M + L5를 0.5로 자침하고 염전하니 풀렸다. 좌 견갑골이므로 tz-itb link에 의해서 R.itb.M을 선택하였고, 견갑골이 척추-늑골 위에 있기 때문에 모든 힘의 기본이 허리에서 나오기에 L5를 선택한 것이다. L5는 척주를 정렬시켜, 모든 기능을 활성화시켜준다.

21) 61Y, M

61Y, M A0061	C/C	넘어지면서 우측 손목의 골절상을 입었다. 진통제를 복용하고 있다. 우측 엄지, 검지로 물건을 집으면 손가락이 밀리는 느낌이 들고, 팔꿈치에 힘이 없다. 머리를 우측으로 돌릴 때 불편하다.
	TX	R.itb.M 하니 팔꿈치가 나아지고, 손가락을 구부리는 게 좋아졌다. 몇 시간 지나니 다시 아프다고 한다. 3회 더 R.itb.M을 치료하고 손가락이 풀렸다. 추가하자면 우측 엄지 → 좌측 다리, 우측 검지 → 좌측 어깨이므로 L.gh, tz-itb Link에 의해서 L.gh가 공통으로 나온다. 그러므로 L.gh를 추가한다. 우측 손목, 팔꿈치, 손가락 등의 문제가 있으므로 L.tz.M인 좌 어깨를 자침하고, IO-IO link를 따라서 R.tz.IO - R.rf.IO이므로, R.rf.IO를 추가할 수도 있다.

22) 59Y, F

59Y, F A0062	C/C	우측 슬개골 골절로 나사 박고, 보호대를 착용하고 있다. 우측 둔부가 저리고 아프고, 발가락까지 저리다고 한다.
	TX	허리가 아픈 지가 오래되었다고 한다. R.itb.IO이므로 힘이 약한 다리이다. L.itb.M(0.5)를 염전하면서 상태가 어떤지 확인하였다. 1분 정도 지나서 2분 가까이 되도록 염전을 하니 둔부의 저린 느낌 및 발가락의 저린 느낌도 사라졌다. 이런 것이 마치 소설처럼 느껴질 수도 있지만, 실제로 0.5㎜의 굵은 침으로 염전을 하면 그 자리에서 증상이 해소되는 경우가 많다.

23) 55Y, M

55Y, M A0065	C/C	주먹을 쥘 때, 좌측 ring finger 2절이 구부릴 때 통증이 있다.
	TX	특별한 일 없이 좌측 넷째손가락 2절이 아프다고 왔다. 중지라면 T12, 좌 넷째손가락이면 좌측 어깨에 대응된다. 첫날 R.ss, L.tz.m, R.gme.M이었는데 전혀 반응이 없다고 한다. 그래서 그냥 보냈다. 밤에 한번 근육학 책을 봤다. 혹시 넷째손가락으로 작용하는 특정한 근육이 있을까 해서이다. 특별하게 작용하는 근육은 안 보인다. 다음 날, 환자가 다시 왔다. 그래서 일단은 손가락으로 대흉근의 방사통이 가는 게 보여서 우측 대흉근 이완으로 자침해봤는데도 별로 효과가 없었다. 다시 좌측 대흉근 단축으로 자침해보니 조금 나은 듯, 만 듯하다. 그래서 똑바로 눕혀서 좌대흉근 TP를 점핑을 했다. 환자가 뭔가 변화가 있는지 손가락을 자꾸 구부렸다, 폈다를 해보더라. 마지막으로 L.fx.m(수근굴근)을 자침하니 주먹을 쥐고, 펴고 해보더니 "안 아프네요"라고 한다. 휴! 안도의 한숨을 쉬면서 한번 더 L.ex.io(수근신근)을 건드려보는데 여기 건드리니 넷째손가락으로 신호가 가더라고 한다. 흔하지는 않지만, 원위 부위 자극과는 전혀 무관하게 단순히 해당 통처와 연결된 부위나 근육을 건드려야 풀리는 경우가 있다. 원위를 선택할지, 해당 통처를 선택할지를 잘 가려야 한다. MIO 식의 치료점을 구해보자면, L.tz.M이니 R.itb.M과 연동시켜서 R.gh, R.itb.M, R.pl 등을 떠올릴 수 있다. 그러나 해당 국소부위의 문제로 인한 경우에는 원위 치료점을 선택하게 되면 전혀 효과가 없게 되니, MIO 치료가 안 통할 때에는 빨리 국소적인 자극 치료로 치료방향을 돌려야 한다.

24) 56Y, M

56Y, M A0066	C/C	목디스크 시술 2번, 수술 1번. 어깨가 찢어질 듯한 통증은 많이 줄었지만, 팔에 힘이 빠지고 거상이 어렵다고 왔다. 우측 팔 힘이 없고, 어깨가 아파서 들어올리지를 못한다.
I M M I I M	TX	Rt Shoulder MRI Diffuse calcific tendinitis at supraspinatus tendon R.itb.M : 우 팔에 힘이 조금 들어온다. 어깨는 아직 들어올리기 그렇다. R.ss.lo : 우 팔에 힘이 훨씬 더 들어온다. L.tz.M : 우측 어깨를 들어올려보라 하니 어깨 쭉 들어올려진다. 그런데 올린 채로 버티지를 못하겠다고 한다. L.gh : 거상 상태로 버텨진다. 그런데 다시 내릴 때는 어깨가 걸리는 통증이 있다고 한다. 우측 오구완근을 점핑하고 다시 어깨를 올렸다 내렸다 해보니, 부드럽다고 한다.

25) 43Y, F

43Y, F A0067	C/C	좌 calcaneus 골절로 plate 박은 상태로 내원하였다. 좌 종아리와 좌대퇴로 저리다고 한다.
I M M I I M	TX	이 환자 볼 당시에 itb를 감별하는 기준이 현재와 다른 상태일 때이다. 즉, 잘못된 감별을 하고서 치료를 하였다는 것이다. 당시에는 L.itb.M으로 감별을 하고, L.itb.M을 강자극하였다. 좌측 다리 저린 게 스스르 풀린다고 하였다. 그렇게 L.itb.M으로 1주일쯤 났을까, "계단을 못 내려가겠어요"라고 한다. 그래서 무슨 소리인가 싶어서, 같이 계단으로 가서 내려가보라고 하니, 마치 앉은뱅이가 한발, 한발 내려가는 듯한 자세로 엉거주춤해서 내려간다. 즉시 다시 불러들여 R.itb.M(0.5)를 하고 나서야 모든 게 정상으로 회복되기 시작하였다. 그렇게 잘못된 치료를 반쯤 하고, 다시 정신차려 올바른 치료를 반쯤 하니 퇴원일자가 다가왔다. 환자 왈, "한 1주일만 더 치료받으면 다 나을 것 같아요!" 몇 달 뒤에 calcaneus에 박았던 plate를 제거하고 다시 입원하였다. 이때부터는 R.itb.M으로 하여 정상적으로 잘 치료해주었다.

26) 57Y, M

57Y, M A0068	C/C	우측 어깨의 측면 거상 시 딱 90°도 되는 지점에서 견봉의 1점 통증이 있다.
(figure: M I / M I / I M)	TX	R.ld(latissimus dorsi) 점핑해주니 바로 풀렸다.

27) 45Y, M

45Y, M A0070	C/C	우측 중지의 2절이 붓고 주먹을 쥐기가 힘들다고 한다.
(figure: M I / I M / I M)	TX	우측의 Middle finger extensor 치니 끝나버렸다. 다른 원위부의 문제가 있다면 원위부에서 선택을 해야 풀렸겠지만, 단순 근육 연관통이었다. 원위부를 선택할지, 통처 주위를 선택할지를 가려야 한다. 이렇게 단발성의 통증은 근육학의 방사통을 참조하는 것으로 잘 치료할 수 있다.

28) 53Y, F

53Y, F A0071	C/C	우측 귀에서 물이 끓고 쇳덩이가 부딪치는 소리가 난다.
(figure: I M / M I / M I)	TX	L5(0.5) 강자극 : 쇳덩어리 소리가 없어지고, 물 끓는 소리가 조금 줄어듦 → 소리가 조금 더 작아짐. 자전거 타고 가다 넘어져서 허리, 목, 둔부 통증으로 온 사람으로 이명을 치료하러 온 사람이 아니다. 조금 나아진 상태로 퇴원하여 그 후 상태를 알 수가 없다.

29) 52Y, M

52Y, M A0071-1	C/C	메니에르병을 앓은 후 좌측 귀에서 '쐐' 하는 이명이 하루 종일 난다고 한다. 스트레스 받으면 더 커진다. 청력 저하도 있다.
I M / M I / M I	TX	L5(0.5) 강자극 : 소리가 작아졌다고 한다. 이 환자도 6년 전 뇌경색 왔었고, 이번에 빙판길에서 넘어져 대퇴골, 하완골 골절되어서 양방에서 처치 후 내원한 환자이다. 이명 이야기가 나온 후부터 매일 이명에 관련된 치료를 1주일 정도 받고, 소리가 작아진 상태로 퇴원하였다.

30) 58Y, F

58Y, F A0071-2	C/C	좌측 안면마비. 좌측 귀에서 물소리가 난다. 좌측 눈을 찡그리면 귀의 이명이 더 심해지고, 얼굴을 편히 하고 있으면 소리가 들리지 않는다고 한다.
M I / M I / I M	TX	안면마비를 치료하였고, 치료 도중에 이명 이야기가 나왔다. L5(0.5) 강자극으로 소리가 줄었고, 눈을 찡그리면 귀가 멍멍해진다고(이관폐색증) 하여, L5를 계속 자침하였고, 이제는 얼굴을 찡그려도 귀는 괜찮다고 하였다. R.scm.lo + R.tz.M + R.itb.M + pb(GV16) + L.pj(GB20) + L5 등을 자침하였다.

31) 57Y, F

57Y, F A0072	C/C	억대 돈이 걸린 사건으로 스트레스가 심하다. 뒷목덜미의 풍부(GB16), 풍지(GB20), 천주(BL10) 쪽이 뻐근하고, 그 위쪽으로는 양측으로 머리가 띵하고, 목을 움직이면 뱅글뱅글 도는 듯이 어지럽다고 한다.
I M / I M / I M	TX	이건 스트레스로 인해 후두부의 근육경결이 심해서 오는 어지럼증이다. 天地相通을 따라 L5(0.5) 염전을 1분간 하였다. "어떠냐?" 아직 모르겠다고 한다. 다시 염전 1분 추가하였다. "어떠냐?" 뒷목덜미는 조금 낫다. 다시 염전 1분 추가하였다. 우측 머리 가운데 부분이 띵하다. 다시 염전 1분 추가하였다. 드디어 눈이 환해지고, 뒷목덜미도 풀린다고 한다. pb(GV16) + R.pj(GB20) + R.scm.lo + L5 등을 쓸 수 있다.

32) 32Y, F

32Y, F A0074	C/C	TA 환자이다. 허리와 우측 엉치가 아프다고 한다. 작년 8월부터 우측 고관절의 통증이 있어서, 누울 때, 설 때 서혜부로 통증이 있다고 한다. 앉아서 다리를 뻗고 우측 발을 dorsiflexion 하면 우측 둔부로 통증이 온다.
  M I M I M I	TX	R.itb.M 하니 둔부가 시원하다고 한다. R.rf.IO 하니 서혜부의 통증이 풀렸다. 이 환자는 R.rf.M인데, 일시적으로 오는 서혜부의 통증에 자극을 강하게 하기 위해 대퇴직근의 건을 건드리는 개념으로 R.rf.IO로 해서 풀기도 한다. 한두 번 해야지, 자꾸 반대로 하면 부작용이 생기니 조심해야 한다. 그러나 이 환자, 침을 여러 날을 맞는데도 조금 나아지기는 했는데 싹 풀리지는 않는다고 한다. 그래서 침을 여러 개 산침하기도 하고, 테이핑을 하기도 했지만 딱 떨어지지 않았다. 그래서 이건 침만으로는 자극이 약하구나 싶었다. 우측 골반을 위로 하는 자세로 옆으로 눕게 하고, 필자의 팔꿈치로 우측 고관절 주위를 한참을 마사지하였다. 과거에 배웠던 CRT이다. 이렇게 하고 나서야 말끔히 풀려서 퇴원하였다.

33) 57Y, F

57Y, F A0078	C/C	요통으로 입원하였다. 좌측 무릎에 열이 날 때가 있고, 우측 무릎은 계단을 내려가기가 힘들다. 좌측 귀에서 매미소리, 쇳소리가 24시간 울린다. 고개를 돌리면 소리가 더 커진다.
  I M M I I M	TX	L5(0.5) 강자극을 다른 치료 부위와 더불어 계속했다. 2주 뒤에 퇴원을 하였고, 소리는 50% 정도 작아졌다고 하였다. 무릎에 있어서, 계단을 올라가기 힘든 건 햄스트링, 내려가기 힘든 건 대퇴직근의 문제이다.

34) 41Y, M

41Y, M A0080	C/C	자꾸 넘어지게 되어 검사한 결과 CMT(Charcot-Marie-Tooth Disease)로 진단을 받았다.
(그림)	TX	워커에 의지하여 보행하는 정도이다. 자꾸 넘어지면서 허리를 다치게 되어 J병원에서 치료 후 좋아졌는데, 다시 넘어져서 치료를 받았더니 이번엔 효과가 없더라고 한다. 양방에서는 스테로이드 주사를 맞는데 잠깐은 증상이 호전되는데 부작용이 난다고 한다. 허리와 골반의 통증으로 입원하였다. 좌 엉덩이부터 발 뒤꿈치까지 저리다고 한다. 엉덩이는 늘 저리다고 한다. 양 무릎 이하로 감각저하, 양 발목 이하로는 감각이 더 없다고 한다. 양 무릎 이하로 체열진단기로 찍어보면 푸른색으로 나온다고 한다. MIO 치료를 해봤지만 CMT 자체에는 별 영향을 미치지는 못하는 것을 확인하였다. 침을 맞으면 잠시 다리의 상태가 개선되는 느낌이지만 곧 원래대로 돌아가곤 한다고 하였다. 하지의 냉감과 허리의 통증과 둔부의 저림 등이 호전되어서 퇴원하였다. L.itb.M, R.itb.lO, L5 및 L.it + L.ct, 대둔근 자침 등을 하였다. 엉덩이가 늘 저리다고 하는 것이 대둔근의 문제를 말하는 것으로 엉덩이가 눌려서 저린 사람들이 종종 있다. 대둔근이 눌려 있으면, 특히 누워 있을 때 더 저리다고 한다. 양쪽 대퇴에 B.rf 치료를 하였고, 하지 냉감에 R.ra.lo를 하면 발이 따스해지는 느낌이 든다고 한다.

35) 36Y, M

36Y, M A0080-1	C/C	허리의 통증과 더불어 잘 때 저림이 심해서 양 대퇴 전면으로 무릎까지 저려진다고 한다. 양 엉덩이를 눌러보면 통증이 심하다. 앉았다 설 때 허리가 바로 펴지지가 않는다.
(그림)	TX	하부교차증후군(Lower-crossed syndrome)에서 보듯이 대퇴직근의 문제가 있으면 허리가 아프게 된다. 양 엉덩이를 누를 때 통증 및 잘 때 저림이 심한 건 단순히 대둔근의 구축증상이 있어서이다. B.rf, L3, 4, 5, Gma 산자하였다. 침 치료 후 대퇴 및 엉덩이 저림은 풀렸다.

36) 40Y, M

40Y, M A0083	C/C	좌 고관절 골두 골절로 스크류 3개를 박은 환자이다. 베드에 누워서 좌측 다리를 펴고 들어보라 하니 들어올리지를 못한다.
(그림)	TX	고관절인공관절 수술 후에 혹은 이렇게 대퇴골 골두 골절로 인한 수술 후 등에 SLR로 다리를 들어보라고 하면 다리가 무거워서 들지를 못한다. 보통 itb + rf + ad를 자침한다. 이럴 때 수술하고 바로 와서 침을 쓰기가 애매할 때에는 침보다도 대퇴부에 테이핑을 하면 바로 들어올리게 된다. L.rf.IO이므로 대퇴직근의 가운데에 1인치 테이프를 붙이고, 다리를 들어보라고 하니 다리를 들어올린다. 다리를 들어올리는 것을 보고 옆 베드로 침을 놓으려 움직이는데, 환자가 "그거 뭐예요?" 하고 묻는다. 간호사가 "테이핑하신 거예요." 환자 왈, "그거 붙였다고 다리가 들리네?" 하는 소리가 들린다.

37)

A0084	C/C	등, 견갑골 내측 등으로 담이 결릴 때
	TX	어깨, 등 쪽의 문제. 담걸리거나 할 때에도 L5(0.5)를 1분 정도 염전해주면 시원해지면서 풀린다고 한다. 수없이 많은 사람들, 다들 똑같이 L5 염전해주면 뒷목덜미, 양 어깨, 견갑골, 등짝까지 시원해진다고들 한다.

38) 56Y, F

56Y, F A0084	C/C	자전거 타고 가다 차량과 추돌로 좌측 대퇴가 당김, 우측 무릎이 아프고 오금이 당기고 찌릿함, 좌측 무릎이 더 아픔.
(그림)	TX	L.rf.M이니 좌 대퇴가 당긴다고 표현하는 게 맞다. R.rf.IO이니 우측 무릎이 아프다고 하고, 오금이 당긴다고 하는 게 맞다. 아프기는 좌 무릎이 더 아프다. L.rf.M인 쪽이 아파지면 L.rf.IO인 쪽이 아픈 것보다 강도가 더 세게 아파진다. 많이 다친 것도 아니어서 몇 번 치료 후 퇴원을 하였다. 퇴원을 하면서 칭찬을 해준다. "Magic Hand"라고….

39) 58Y, F

58Y, F A0089	C/C	등이 저리고, 우측 늑골 하부로 걸리고, 아프고, 우측 무릎도 아프다. 앉아 있을 때에 등이 제일 아프다. 앉으면 바로 아프다고 한다.
	TX	조금 앉아 있다 보면 허리가 아프다고 하는 것은 대둔근의 문제이다. 앉으면 등이 아프다고 하는 것은 복직근의 문제이다. R.ra.IO 하고 앉아 있어보라고 하였다. 전혀 아프지 않았다. 드물지만 간간이 T12 부분이 X-ray 사진상에서 앞으로 구부러진 듯한 상태의 환자들을 보게 된다. 이런 경우 복직근 단축으로 인한 등 통증이나 요통이 거의 100%이다. 또한 복직근의 과단축으로 인하여 여자 노인들의 경우에 T12나 L1 등의 압박성 골절이 잘 나타난다.

40) 34Y, M

34Y, M A0090	C/C	힘든 일을 오래 하면서 발목인대 무리가 와서 우측 발목인대 수술 후 목발을 짚고 보행을 한다. 좌측 발목도 곧 수술할 예정이라 한다. 좌 다리에 힘이 안 들어간다. 허리와 등이 늘 당기는 느낌이다. 좌 손목이 외회전 시에 양곡 부위가 아프다.
	TX	좌 다리의 증상이므로 먼저 좌측 다리의 itb + rf + gh 등을 자침한다. L.itb.M + L.rf.Io + L.gh를 하니 다리에 힘이 들어온다고 한다. 양곡부위 통증에 Flexor carpi ulnaris 자극 후 풀렸다. 이것은 목발 사용으로 인해 손목의 과부하가 걸려서 그런 것이기에 단순히 통처 주위의 근육을 자침하였다.

41) 75Y, M

75Y, M A0092	C/C	양 무릎이 아픈데 좌측 무릎은 구부러지지 않고, 오금의 통증이 심하고, ROM 이 제한된다.
	TX	Lt.hms.M으로 sm, st를 강자극 하였다. 좌측 오금 부위의 통증 이 줄어들고, ROM이 늘어났다. L.itb.M, L.rf.IO 등과 L.ad를 추 가한다. 그러나 이런 사진에서 처럼 슬관절 연골이 이미 다 닳 아버린 경우는 통증을 조금 줄 여주는 의미 외에는 없기 때문에, MRI 등을 촬영한 후에 상태를 봐서 인공관 절을 하는 것이 나을 것으로 보인다.

42) 68Y, M

68Y, M A0093	C/C	L4, 5, S1에 스크류 고정함. 양손에 힘이 없을 때가 있다. 물건을 잡을 때 떨린 다. 좌측 다리에 힘이 없다. 침대 올라갈 때 좌측 다리를 들어올리지를 못해 손 으로 다리를 당겨줘야 한다. 어제 화장실에서 slip하고 나서 햄스트링 쪽이 당 겨서 엎드려 있을 수가 없다.
	TX	내전근이나 SM, ST의 문제가 많다. 나이가 들면 이 근육이 만성적인 수축에 의 해 길이가 단축되어서 내슬관절의 연골파열 등으로 무릎관절염을 유발하고, 또 한 무릎을 구부릴 때 오금의 심한 통증과 ROM 제한을 불러일으키는 등 하는 일 이 많다. 좌측 다리를 들어올리지 못한다는 건, 우측 itb의 경결로 인해서 우측 다리에 체 중을 못 싣는 것과 좌측 대퇴직근의 문제, 그리고 중심을 잡는 허리의 문제(대둔 근과 연결)로 볼 수 있다. 첫날 B.itb, L.rf 놓음. 다리가 편해서 잠을 잘 잤다고 한다. 뒷다리가 당겨서 엎드리지를 못한다 하여, 엎드리시라고 하고 아프다고 하는 내 측 햄스트링의 SM, ST를 사정없이 자침을 하였더니 편하다고 하며 바로 엎드 릴 수 있게 되었다. 통상 이런 경우 단축과 이완의 문제가 같이 있을 것이므로 L.it(0.5)의 내측, 외측과 L.ct를 각각 강하게 자극하였다. 다음 날이 되니 또 좌 고관절, 좌 대퇴 측후면의 통증으로 어쩔 줄을 몰라 한다. B.itb 등을 놓고 며칠을 보내는데 개운하게 풀리는 맛이 없다. 침의 힘이 부족하 다 싶어서 좌측 고관절 주변, 대둔근으로 해서 팔꿈치로 마사지를 해주었더니 힘이 없어서 들어올리지 못하던 좌측 다리를 쑥 들어올린다. 근육의 넓은 영 역이 문제일 때에는 침의 점자극으로 치료하기에는 약하기 때문에 종종 마사지 등이 필요하다.

43) 53Y, F

53Y, F A0096	C/C	우 무릎 외측을 타박 후 무릎이 아파서 내원하였다.
	TX	첫날에 X-ray를 찍지 못하여, 장경인대를 눌러보고 R.itb.M일 것 같아서 R.itb.M(0.5)로 자침하였다. 발침하고 나서 간호사들이 부른다. 환자가 우측 골반부터 정강이까지 당긴다고 난리를 친다. 그리고 1주일 만에 다시 왔다. 침이 무서워서 안 왔었다고 한다. X-ray 찍어보니 L.itb.M으로 나왔다. 환자를 살살 달래서 L.itb.M으로 치료하였고, 그 후부터는 매일 침 맞으러 왔고, 치료가 끝났다. M인 근육에 M 치료하면 이완, IO인 근육에 M 치료하면 수축이 된다.

44) 22Y, F

22Y, F A0097	C/C	좌측 내측 팔꿈치부터 5지로 저리다. 누우면 다리가 저리다.
	TX	좌측 손의 5지가 저리다고 해서 몇 번 수근굴근을 쳐봤는데 깔끔하게 안 풀린다. 그래서 혈액순환의 문제라고 생각되어 동맥의 유주를 살펴보니, 팔로 가는 동맥에서 머리로 가는 동맥이 분지되는 것이니 머리로 가는 동맥을 조절하면 팔로 가는 혈액이 조절될 것이라 생각했다. 역시 2~3회 L.scm.IO 자침 후 손 저림이 말끔해졌다. 누울 때 다리가 저린 것은 대둔근에서 압박을 받을 때 나타나는 증상으로 양 대둔근에 침을 수북이 꽂아두니 몇 차례 자침 후 다리 저림이 풀렸다.

45) 57Y, F

57Y, F A0099	C/C	우측 대퇴의 측면을 따라서 골반부터 발까지 아프다고 함.
	TX	이건 그냥 장경인대 따라서 아픈 것이라 R.itb.M 하나로 끝남.

46) 59Y, F

59Y, F A0101	C/C	도로와 인도의 경계 턱에 걸려 넘어진 후, 장거리 여행하고 나서 허리 통증이 심해져 걷지를 못하겠다고 입원하였다.
	TX	우측 대퇴후면으로 정강이까지 저리고, 당기고, 똑바로 누우면 우 다리가 당겨서 다리를 뻗고 있을 수가 없다고 한다. supine 자세에서 R.itb.M으로 강자극하니 당기는 게 덜해졌다. L3, 4, 5 및 B.itb 등을 계속 자침하여 10여 일 치료 후 워커를 버리고 혼자 걷게까지 되었는데, 그래도 아직 우측 고관절, 정강이 쪽으로 당기는 것은 남아 있다고 한다. 이 상태에서 MRI 찍어보았는데, 디스크파열 진단받고 환자는 바로 수술하겠다고 퇴원했다. MRI 찍기 전까지는 허리 다친 것, 즉 염좌 정도로 생각하고 치료해본 셈인데, 30일 정도 치료하면 정상적으로 회복될 것으로 보인다. 다만 환자가 원하는 대로 하면 될 것이다.

47) 58Y, F

58Y, F A0102	C/C	우측 무릎이 아프다고 한다.
	TX	무릎의 통증에 내전근의 사용 빈도가 많다. R.ad.IO이므로, 우측 대퇴의 내전근을 며칠 계속 놓아줬다. 무릎이 부드럽다고 한다. 무릎의 통증에 루틴하게 itb + rf + ad + gne를 자침한다.

48) 62Y, F

62Y, F A0107	C/C	갑자기 좌측 반신이 무력해지고 어지럽다.
	TX	바로 X-ray를 찍고, MIO대로 자침을 하였다. L.scm.IO, R.tz.M, L.itb.M, L.arm.MM, L.gh 좌 팔에 기운이 들어오고, 다리도 조금씩 나아진다. 곧 MRI를 촬영하였지만, 뇌의 문제는 없었다.

49) 51Y, F

51Y, F A0108	C/C	좌측 오금이 당겨서 걷지를 못하겠다고 한다.
M I M I I M	TX	첫날은 오금이 아프다고 해서 L.ct.Io(L.gne.Io)를 먼저 0.5로 강자극하니 바로 풀렸다고 했는데, 다음 날 다시 조금 나아졌지만 아프다고 왔다. 그래서 이런 건 갑자기 생긴 것이고, M, IO 혼재 상황일 것이므로, 뒤의 근육을 푼다는 생각으로 L.gne.M, L.hms.M으로 자극을 해주고 바로 일어나서 걸어보라고 하였다. 환자 왈 "다리가 너무 가볍다. 이렇게 순식간에 가벼워지냐. 양쪽 다리가 다 가볍다"고 하였다. 이 결과는 역시 M, IO를 섞어서 하는 경우에는 초반에 1~2번이나 2~3번 정도 하는 것은 효과가 나지만, 계속해서 하면 부작용이 생기기 때문에 X-ray대로 정확히 해야 한다. 그러나 본래 치료는 오금이 당긴다고 하는 다리의 대퇴직근을 자침하는 게 정답이다.

50) 58Y, F

58Y, F A0109	C/C	좌측 어깨 승모근이 무겁고 굳어서 아픈 느낌이다.
M I M I I M	TX	어깨가 무겁다고 하면, 혈액이 어깨에 정체된 것으로 ra를 쓰면 바로 어깨가 가벼워진다. 이 환자는 허리에 침을 맞기 위해 엎드려 있는 상태에서 같이 자침하기 위해서 tz-itb Link를 따라서 L.ct(0.5)를 찌른 것이고, 염전하면서 확인하니 바로 풀렸다. 아킬레스건 자리는 후두부의 뒤 목덜미와 연결되는 자리이다. 엎드린 자세에서 고개를 젖히기 불편할 때에 보통 L5(0.5)로 염전하는데, ct를 쓸 수도 있고 한쪽 승모근 쪽이 아프다 할 때 동측의 ct를 쓰기도 한다.

51) 74Y, M

74Y, M A0110	C/C	책상다리 할 때 우측 다리 무릎이 아프다.
(diagram)	TX	누워서 우측 다리를 4자 형태로 펴는 건 되는데, 앉은 자세에서 책상다리를 하려면 잘 안 되고, 무릎으로 통증이 온다. R.ct.IO 하였으나 무효하였고, R.itb.IO 하였으나 역시 무효하였다. R.ad.IO(X-ray대로) 하고 자침 후에 발침하고 자세를 취하게 하니 그제야 편하게 되었다. 책상다리 할 때 무릎이 아프다고 하는 것은 내전근이다. 책상다리 자체가 잘 안 된다고 할 때는 대퇴직근이다.

52) 63Y, F

63Y, F A0111	C/C	보행 시에 좌 엄지발가락 2절이 아프다.
(diagram)	TX	종아리근육, 전경골근 등 해봐도 별로 호전이 없다. 걸어보면 여전히 아프다고 한다. 엄지손가락 2절의 통증에 pl.M으로 고쳤던 기억에 비추어, 좌 엄지발가락 2절은 우 다리의 무릎에 해당되므로 우측 pl.M(0.5)과 독비-슬안 투자를 하고, 오후에 다시 확인하니 통증이 줄었다고 하더라. 그래서 오후에도 똑같이 났다. 3차례 정도를 R.pl.M도 놓고, R.pl.P(우독비-슬안 투자)도 했는데, 맞을 때마다 좋다고 하였고 좋아진 상태로 퇴원하였다.

53) 61Y, F

61Y, F A0113	C/C	우측 손에 힘이 없다.
(diagram)	TX	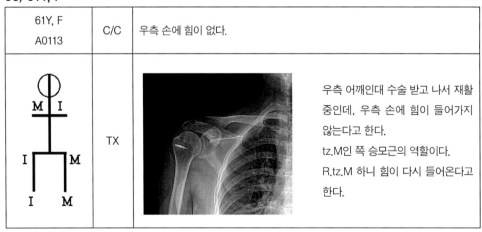 우측 어깨인대 수술 받고 나서 재활 중인데, 우측 손에 힘이 들어가지 않는다고 한다. tz.M인 쪽 승모근의 역할이다. R.tz.M 하니 힘이 다시 들어온다고 한다.

54) 59Y, F

59Y, F A0114	C/C	손가락, 발가락이 다 아프다.
 M I M I I M	TX	식당 조리사인데 발가락, 손가락이 다 아프다는데 딱히 침을 한 군데를 정해 놓기도 그렇고 해서(많이 써먹어서 아픈 것이니) 허리가 사람의 중앙이니 허리 쪽에 계속 침을 맞아보시라고 하였다. L5, B.itb 놓았다. 몇 차례 맞으면서 허리가 좋아지고 고관절 쪽도 좋아지고 했는데, 몇 번 더 맞더니 침 맞고 나서부터 잠을 잘 잔다고 하신다. 전에는 밤을 꼬박 새우고 출근하는 경우도 있었는데, 지금은 자고 싶은 대로 푹 자고 나올 수가 있다고 한다.

55) 11Y, F

11Y, F A0115	C/C	우 엄지손가락 구부릴 때 2절의 통증이 있다.
 M I M I I M	TX	우 엄지손가락 2절은 좌측 무릎에 해당한다. L.pl 풀림 좌 엄지손가락 2절의 통증은 우측 무릎에 해당한다. R.pl 풀림 양쪽 엄지손가락 2절의 통증에 R.pl로 풀림 여러 명이 엄지손가락이나 엄지발가락 2절의 통증에 pl.M이나 pl.P(독비-슬안 투자) 시에 통증이 잘 풀리더라. 이와 같이 천인지로 연결시키면 엄지손(발)가락의 1절엔 구허(GB40), 엄지손(발)가락의 2절엔 pl.M 엄지손(발)가락의 3절엔 itb.M이나 itb.IO에서 풀린다.

56) 43Y, F

43Y, F A0121	C/C	회 먹고 다음 날부터 입에서 냄새 나고 설사 수차례, 밤만 되면 어지럽다.
 I M M I M I	TX	스트레스를 심하게 받고 있는 상태였고, 툭하면 토하고 설사하는 상태이다. 위 장의 문제보다는 뇌 쪽의 스트레스가 원인이므로, 머리 쪽의 정체된 혈액을 순 환시켜주려고 복직근을 선택하였다. L.ra.IO 하니 머리가 시원해진다고 한다.

57) 59Y, M

59Y, M A0122	C/C	작년 12월부터 양쪽 발 뒤꿈치와 발바닥이 아프다고 한다.
 I M I M M I	TX	여러 군데서 치료를 받아보았는데, 조금 개선은 되지만 확연히 좋아지진 않는다고 한다. B.itb, R.it, R.ct, L.gne.M 아침에 보니 통증이 많이 없어졌다고 좋다고 함.

58) 42Y, M

42Y, M A0124	C/C	경추 수술 후 양손의 2~5지가 하루 종일 저리고, 목이 아팠다 안 아팠다 한다.
 M I M I M I	TX	L4, 5(0.5), 목, 경추 등을 자침할 때 며칠 맞는데, 침을 맞고 있으면 순간 기절할 듯이 어지러운 느낌이 들었고, 그러다가 어느 날 순간 퍼뜩 깨니 우측 손 저린 게 풀렸다고 함. 좌측 저린 것도 1, 2, 3지는 풀렸는데 4, 5지가 안 풀리던 중, R.gh, L.pl.M을 자침하고 물어보니 좌 4지가 풀린다고 한다. 다음 날에 환자가 구허(GB40)를 놔달라고 한다. 다시 R.gh(0.5) 하니 좌측 손이 거의 풀려간다고 한다. 이렇게 해서 양손 저림을 해결하고 퇴원했다.

59) 72Y, F

72Y, F A0126	C/C	넘어져서 우측 슬내측연골파열로 연골부분 절제술 후 입원함.
 M I M I I M	TX	보행 시에 우측 pl 부위가 아프다. L4, 5 협착증 있다. R.itb.M을 기본으로 하고, R.rf.IO를 자침하였다. 그리고 L.itb.lo + L.pl.M 자침 시에는 꼭 좌 장골 측면 위쪽이 걸린다고 한다. 이것은 pl을 선택해야 하는 자리가 rf.lo인 쪽을 선택해야 한다는 것을 의미한다.

60) 58Y, F

58Y, F A0127	C/C	좌측 손 CTS 수술 후 엄지 근육 위축, 새끼손가락 감각 저하
	TX	좌측 엄지손가락의 수근관터널증후군 수술 후 좌 엄지손가락의 근육위축(4년 됨), 엄지손가락 전체적으로 만성 통증 있고, 좌 새끼손가락은 감각이 먹먹하고, 구부리고 펴는 게 불편한 증상이다. 좌측 손 5지는 좌측 다리이니 L.gh, 좌측 엄지는 우측 다리이니 R.gh로 놓으니 조금 개선이 되었다. 하지만 완전히 치료는 안 됐다. 이미 신경손상이 있기 때문이다.

61) 57Y, F

57Y, F A0128	C/C	좌측 무릎 절골술 시행 후 통증
	TX	2달 전에 많이 걷고 나서 보행 시 통증이 너무 심하여 절골술 받음. 무릎에서 열감, 통증 심함. 새벽 2~3시에 통증이 심했다가, 5시쯤 되면 통증이 수그러진다고 한다. ra를 수술환자에게 써볼 생각을 안 했었는데, 치료 효과가 탁월하게 확인된 첫 케이스이다. L.itb.IO여서 L.ra.IO를 2회 연속 자침하고 다음 날 확인하였다. 야간에 수술 부위의 통증이 30~40% 정도 줄었다고 한다.

62) 74Y, F

74Y, F A0130	C/C	좌측 옆구리가 아파서 허리를 못 펴고 한쪽으로 기우뚱하게 걷는다.
	TX	다른 곳을 다 건드려봤지만 무효하였다. 옆으로 눕게 해서 좌측 요방형근을 여러 군데 단자해주고 나서 통증이 줄어들어서 허리에 힘이 들어간다고 한다.

63) 47Y, M

47Y, M A0131	C/C	좌 발목이 시큰거림.
	TX	좌 발목인대파열로 수술 받음. 야간에 좌 무릎을 폈다가 구부릴 때, 수술 부위의 통증이 있다. 좌 발목이 많이 시큰거린다. 시큰거린다는 것은 차다는 소리와 같다. 혈액을 공급하는 게 답이다. L.ra.lo 해주니 시큰거리는 게 나아졌다.

64) 55Y, F

55Y, F A0133	C/C	뒤로 돌아서다 다리가 꼬여 넘어지면서 다쳤다. 전에 우측 무릎의 연골파열로 수술 받은 적이 있다. 우측 오금 부위가 끊어지게 아프다.
	TX	오금 통증은 대퇴직근이라고 보면 된다. R.rf.IO 하니 풀림.

65) 55Y, F

55Y, F A0134	C/C	양 발바닥이 가만히 있어도 아프고, 디디면 더 아프다.
(그림)	TX	족저근막염은 아침에 자고 나서 막 발을 디딜 때 통증이 심해졌다가, 걷다보면 통증이 사라져버린다. 인대병증의 특징이다. 이 환자의 경우는 혈액순환의 문제이다. R.ra.lo 하니, 발바닥의 통증이 사라지고 목, 어깨도 부드러워졌다.

66) 67Y, M

67Y, M A0135	C/C	좌 엄지손가락이 차와 전신주 사이에 끼어 열상 입음. 전체적으로 주먹 쥐기가 불편하고, 좌 엄지에 힘이 안 들어가고, 구부러지지가 않는다. 목포의 유명한 곳에 가서 한 달을 맞아도 그냥 그렇다고 한다.
(그림)	TX	B.gh(0.5) 하니 좌 손이 한 70%는 풀린 것 같다고 한다. 추가하여 L.tz.M 하였다. 다음 날에 새벽같이 침 맞으러 왔다.

67) 74Y, M

74Y, M A0136	C/C	좌측 목, 어깨가 아프고 좌 발목이 몇 번 삐끗했는데 발이 저리다. 좌 어깨를 거상하는 게 덜 되고 아프다.
(그림)	TX	다른 근육의 문제가 없이 거상이 덜 되거나 거상 시 통증이 있을 때에는 coracobrachialis를 점핑해주면 바로 거상이 된다. 좌측 발목이 삐끗해서 저린 느낌이 오는 것은 해당 부위의 구허(GB40)를 자침하면 된다.

68) 45Y, F

45Y, F A0138	C/C	TA. 좌 어깨, 좌 골반이 아프고 두통이 있다.
	TX	두통이라 하여 L5(0.5)를 하였는데 머리 아픈 게 변화가 없다고 한다. 그래서 "어디가 아픕니까?" 하니 앞 이마가 아프다고 한다. 그리고 누워 있으면 뒤 어깨가 결려서 숨 쉬기가 힘들다고 한다. scm의 흔한 방사통이 이마에 나타나는데, scm을 놔도 풀렸을 것이다. 여기서는 앞 이마 통증과 좌 어깨결림 두 가지를 혈액순환 문제라고 보았다. R.ra.IO(0.5) 하니 앞 이마 두통이 사라졌다. "좌 어깨도 풀렸지요?" 하고 넘겨짚으니 좌 어깨도 풀렸다고 한다.

69) 63Y, F

63Y, F A0139	C/C	자전거 타다가 넘어져 우측 팔 깁스했다가 풀었다고 함. 우측 골반에서 우측 발목까지가 저릿함. 우 엄지손가락의 3절 부위, 즉 양계 부위가 아프다.
	TX	저릿한 것은 TA나 타박 등으로 인해 근육 과긴장 상태일 때 신경이나 혈관을 압박하여 저릿한 느낌을 주는 것이다. 아프다는 곳을 치료하다보면 저린 건 저절로 풀린다. R.itb.M, L5를 놓았다. 우 양계(LI05) 부위 통증은 좌 다리의 발목-고관절을 천지상통으로 보고 L.gh 하니 부드러워졌다고 한다.

70) 55Y, F

55Y, F A0140	C/C	TA 초기에 머리가 많이 아파서 CT 촬영했는데 이상 없다고 나옴. 그 후 괜찮다가 갑자기 밤에 머리 우측부가 기분 나쁘게 아팠다고 한다.
	TX	TA 후의 두통은 머리 전체가 아픈 경우 L5를 떠올릴 수 있는데, 밤에 한쪽만 아프다고 해서 혈액순환의 문제라고 보아 R.ra.IO 하니 머리가 시원하다고 한다.

71) 젊은 남자 3명

A0142	C/C	TA. 충돌 시 차내에서 머리를 차 천정과 유리에 부딪혀 메슥거리고 어지럽다. 젊은 사람 3명이 입원.
	TX	2명이 어지러움, 메슥거림을 호소한다. 70㎞ 정도에서 문짝을 추돌당해 위로 몸이 튀면서 천정에 부딪히고, 다시 유리창에 머리를 부딪혔다고 한다. 그래서 늘 하듯이 L5로 잡힐 것으로 생각하고 L5(0.5)를 자침했는데, 어제 저녁 1차, 오늘 아침 2차를 해도 두 명 다 별 호전 반응이 없다. 여전히 어지럽고, 속이 메슥거린다고 한다. 그래서 머리를 부딪히면서 오는 건 척추가 흔들려서 오는 척수액의 교란과는 다른 것이다 싶어서 복직근을 목표로 하였다. 다행히 두 명 다 복직근 ra를 맞고 어지럼증이 풀리고, 머리가 환해진다고 한다. TA 당시 다른 병원에서 1주일 입원하다 어지럼증이 안 풀려서 필자의 병원으로 다시 옮겼다고 한다.

72) 68Y, F

68Y, F A0143	C/C	침대에서 일어나려고 몸을 뒤척일 때 허리가 아프다.
	TX	집에서 쌀항아리 들다가 뚝 소리가 나면서 L1, 2 압박골절이 되었다. T12의 찌그러진 모습을 통해서 복직근의 단축이 심한 상태임을 알 수 있다. 요방형근은 대표적인 증상이 자고 일어나려고 몸을 움직일 때 아픈 것이다. 옆으로 누워 좌측 ql을 단자하니 바로 통증이 없어졌다.

73) 37Y, M

37Y, M A0145	C/C	TA 환자. 어깨가 너무 뻐근하다고 한다.
(도표)	TX	어깨가 무겁다, 뻐근하다 등등. 혈액 정체로 인한 통증인 경우 ra이다. L.ra.lo 하니 풀림. 다음 시간에 "어떠냐?" 물으니 "좋다, 한번 더 맞고는 싶은데 침이 아파서…"라며 웃는다.

74) 55Y, F

55Y, F A0146	C/C	무거운 것을 들고 움직이다가 우측 무릎이 삐끗해서 왔다. 좌측 다리에 힘주고 걸었더니 양 엉치가 아프다.
(도표)	TX	아픈 부위를 보니 독비 부근이고, 누운 상태에서 우측 다리를 구부려보라고 하니 다리를 당기지를 못한다. 무릎의 대표 근육은 rf, ad이다. R.rf.lo + R.ad.lo 하니, 다리가 번쩍 들린다. "어떻게 하신 거예요?" 한다.

75) 60Y, M

60Y, M A0147	C/C	당뇨로 인한 양 발목 이하 저림과 통증, 신부전도 있음.
(도표)	TX	양 발목 아래로 저리고 통증이 온다. 소변은 3~4회/일, DM 경구약 및 주사, 많이 올라갈 때는 400~500 단위까지 올라간다. itb, L4, 5, gh, gne 특히 L.ra, R.itb.M, R.gh, B.gne 등으로 자침하여 4일째 되면서 어젯밤에 잘 잤다는 소리를 들었다. 하지, 상지 혈액순환의 문제에 ra를 먼저 해보는데, 매우 많은 경우에 역시 효과가 좋게 나타난다.

76) 59Y, F

59Y, F A0148	C/C	Rt. TKRA 수술 후 입원함. 우슬개골 전면 부위가 따끔, 슬개골 내측은 터질 듯 함, 양쪽 다리로 전기 오듯이 저리다. 무릎 통증이 밤에 더 쑤시고 아프다. 머리가 아프다.
 I M M I M I I M	TX	두통에 L.ra.IO를 먼저 놔봤는데 별로이다. 시력검사 후 L.scm.IO를 놓으니 한 방에 머리가 풀림. 역시 태양혈 통증은 scm인 것 같다. 이렇게 ra. add, rf 등을 우측으로 놓으면서 3일 경과 후, 오늘은 우슬내측을 만지며 통증이 어떠냐 하니 이제 별로 안 아프다고 한다. 이 부위를 그냥 손만 대도 아프다고 그랬는데, 풀렸다. 다음 날, 오늘은 허리가 아프다 해서 뒤쪽에 놓으려고 하는데, 가보니 누웠다 일어날 때면 어지럽고 땀이 쏙 난다고 한다. 항상 뒤통수가 땀으로 젖는다고 한다. scm으로 판피린 먹는 두통을 잡았는데도 어지럽다고 한다. 후두경항부의 경직에 의해 오는 어지럼증 같은 건, L5, pb(GV16), pj(GB20) 등을 통해서 해결이 된다.

77) 78Y, F

78Y, F A0151	C/C	TA. 추돌 시 앞좌석에 가슴을 부딪힘. 숨도 크게 못 쉬게 아프고, 재채기도 힘들고, 특히 누웠다 일어날 때 힘들다.
 M I M I I M	TX	오래전 좌 유두 하 늑골 통증에 건부항을 붙이고 막 흔들어서 풀린 경험이 있다. 그게 척수신경과 연결시켜 늑골 통증이 오면 해당 척추에 부항을 붙이고 흔들어서 푸는 게 하나의 노하우가 되었다. 아픈 부위의 척추 부위에 몇 번 건부항 붙여서 흔들기를 하면서 오적산과 같이 하니 현저하게 좋아졌다. 늑골 타박 통증에 오적산이 다 듣는 건 아니지만, 오적산 먹고 좋아지는 경우에는 오적산 먹자마자 통증이 확 줄어서 잘 듣는 경우가 많았다.

78) 63Y, F

63Y, F A0152	C/C	우측 엄지손가락 양계 부위의 통증
	TX	미용사로 등이 자주 결리고, 우 엄지손가락 양계 부위가 너무 아프다고 한다. 가위질을 많이 하다보니 아픈 것이다. 서서 일하면서 양계 부위가 아픈 것이니, R.tz.M - R.itb.M으로 연결시켜, R.rf.IO를 했다. 등도 편해지고, 다리도 편해지고, 손가락도 안 아프게 되었다.

79) 66Y, M

66Y, M A0153	C/C	좌측 장딴지의 통증이 있다.
	TX	X-ray상에 L5-S1 협착증 있다. 조금만 걸어도 좌측 장딴지가 터져나갈 듯 통증이 있다고 한다. 먼저 요추 쪽으로 보고 치료를 해보는데, 별로 반응이 없다. 그래서 몇 번 gne.M으로 점핑도 내보고, L5(0.5)도 놔보는데도 별로이다. 내원한 지 10여 회가 지나서도 여전히 변화가 없어서, L.gne.IO로 L.ct(0.5)로 강자극하니, 다음 날 오더니 이제 조금 더 걸을 수 있다고 한다. 이건 그냥 비복근의 심한 통증이 오래된 경우이구나. L.gne.IO인데, M 치료(점핑내주던 것)를 하고 그러니까 안 풀렸던 것이었다. 오늘도 L.ct(0.5)를 놓았다. 다른 케이스 : 우측 종아리가 심하게 당겨서 양말 신는 자세를 할 수 없던 환자도 있었다. 이 환자는 허리 수술 후에 증상이 해소되었다. 단순 종아리의 통증과 허리의 문제로 인한 종아리 통증을 구별하여야 한다. 허리의 문제로 인해서, 양말 신는 자세가 잘 안 되는 건 침으로 잘 치료된다.

80) 81Y, F

81Y, F A0155	C/C	어지러움으로 입원함.
(그림)	TX	몇 달 전부터 입맛이 없어서 밥을 못 먹었고, 어지럽고 걸으면 쓰러질 것 같다. 변비가 심하다. 한 10일에 한번 보기도 하는데 변비약 먹고 5~6일에 1회씩 본다고 한다. 혈액검사상 Protein, Hemoglobin, Hematocrit, Creatinine의 수치가 기준치보다 약간 적은 정도이다. 첫날 L5(0.5) 둘째 날 아침 회진 시에 물어보니 어지러운 게 덜하다고 한다. 그 후 계속 L5 자침함. 매번 침 놓을 때마다 고맙다고 인사를 하셨다. 10일간 치료하고 퇴원하는데 모든 게 다 좋아졌다. 어지럼증도 없어지고, 다리 힘이 조금 없다고도 했는데, 이것도 역시 좋아졌다.

81) 58Y, F

58Y, F A0163	C/C	좌측 귀 이명. 1년 정도 됨. 24시간 울리고, 6개월 전부터는 '삐' 하는 고주파음과 매미 소리가 들린다. 잠을 잘 못 잔다.
(그림)	TX	기본 루틴처방 L5(0.5) + itb.M(0.5) + tz + ls + scm + pb(GV16) + pj(GB20) + cj(BL10) + gh + ra **10-01** 이명을 목표로 해서 첫 자침 **10-02** 어제 자침 후 귀가 편해졌다고 한다. 소리는 여전하다고 한다. **10-04** 소리가 작아졌다고 함. **10-11** 이명이 조금 좋아진 느낌이다. **10-14** '삐' 하는 소리가 '비' 하는 저주파음으로 바뀌었다. 낮에는 별로 못 느끼고, 밤에 잘 때에 소리가 들린다. **10-18** 퇴원 이 환자는 9월 30일~10월 18일까지 다른 병증으로 입원해서 치료하던 중에, 이명 이야기가 나오면서 이명에 관심을 가지고 있던 필자의 집중 치료로 상기와 같은 결과를 얻었다. 그러나 이명이란 병증의 특성상 가끔 오는 통원치료로는 치료 가능성을 보장할 수가 없을뿐더러, 입원해서 집중 치료를 받아도 될까 말까 하는 난치병인데, 다른 걸 치료하러 왔다가 "이명도 해줘봐요!" 하는 식의 치료를 몇 번 해보게 되었다. 이명은 굵은 침을 사용해야 하며, 침으로 인한 자침 통증이 심하고, 입원도 최소 2~3개월을 담보로 잡아야 하는 것이라 경제적인 부담도 무시 못 하는 데다가 100% 완치시킨다는 보장도 없기 때문에 치료를 진행하기 어려운 점이 있다.

82) 41Y, M

41Y, M A0164	C/C	아침에 일어나서 발을 디디면 발바닥의 앞부분이 아프다.
I M / M I / I M	TX	몇 차례의 경험을 통해서 이게 족저근막염 같은 게 아니라 단순하게 혈액이 발바닥에 고여서 아픈 경우가 있다는 것을 알게 되었다. 이 환자 역시 TA로 입원했는데 불현듯이 아침에 발바닥이 쪼그려뛰기 같은 자세에서 아프다고 해서 ra 적응증임을 파악하였다. 바로 L.ra.IO 자침하고 발침 후 같은 자세를 하게 하여 확인해보니 바로 풀렸다. 너무 신기해한다. "왜 그러냐?"고 묻는다. "발에 혈액이 고여서 순환이 안 돼서 그렇다"고 했다.

83) 58Y, F

58Y, F A0165	C/C	유리를 밟아 좌상 입음. 우 발바닥인대 수술 후 발가락이 안 움직이고, 발이 시리고, 발이 쑤신다. 2, 3, 4, 5지의 감각도 떨어진다.
M I / M I / I M	TX	수술 후의 제반 문제에 혈액순환의 개선을 촉진하는 ra는 필수불가결한 선택이다. L.ra.IO 하니 발이 시원해진다고 한다. 발의 발가락 사이사이에도 자침해 준다. 발바닥이 아프다고 발바닥에 침을 찌르는(?) 이상한 방법을 쓰는 경우가 있는데, 그런 방식으로 치료해서는 낫지를 않는다.

84) 38Y, F

38Y, F A0168	C/C	컴퓨터 작업이 일인데 요새 업무가 과중하였다고 한다. 우측 삼각근(deltoid, dt)이 가만히 있어도 쑤시고, 손으로 눌러보면 아프다.
I M / M I / I M	TX	컴퓨터를 쓰는 과중한 업무라면 머리를 많이 써야 하는 업무일 것이다. 집중하기 위해 혈액을 상체, 어깨, 뇌 쪽으로 보냈을 것인데, 뇌의 과부하로 혈액이 정체되고, 더불어 어깨로 가야 할 혈액이 부족해진 것이다. 이것은 carotid a. - subclavian a.의 분지되는 모습에서 알 수가 있다. L.ra.IO 하니 풀렸다.

85) 52Y, F

52Y, F A0169	C/C	우측 무릎 절골술하고 옴. 우 무릎의 통증 VAS 8
 I M M I M I	TX	우측 다리로 3개월간 딛지 말라고 하여 목발을 짚고 걷는데, 안 쓰던 어깨를 써서인지 좌 어깨가 많이 아프다. L.ra.IO + L.scm.IO 어깨도 풀리고, 우 무릎의 통증도 조금씩 나아지고 있다.

86) 68Y, F

68Y, F A0171	C/C	좌 무릎 수술 후의 통증
 M I M I I M	TX	좌 아킬레스건 접합부의 연골괴사로 긁어내고, 좌 무릎의 연골을 이식하였다고 한다. 발목의 통증은 별로 없고, 연골 이식한 무릎 부위가 속으로 아프고, 무릎 구부릴 때 통증, 그리고 피부 감각이 예민해졌다고 한다. L.ra.IO 자침 몇 차례 후에 무릎 피부의 예민한 느낌도 좋아지고, 무릎 구부릴 때 통증도 많이 좋아졌다고 한다. 이식을 한 부위의 상처가 이런 증상을 만든 것이다. 그렇다면 이식 부위의 빠른 회복이 치료일 것이다. 그래서 혈액공급의 목적으로 ra를 선택한 것이다. 역시 수술 후의 제 증상에 혈액순환의 대표혈인 ra가 아주 탁월하게 듣는 걸 느낀다.

87) 28Y, M

28Y, M A0172	C/C	좌측 어깨의 통증
 I M M I M I	TX	좌측 어깨의 승모근이 아프다고 한다. 좌 어깨이니 L.ct(0.5)로 강자극하고 "말랑말랑해졌지요?" 하고 물었더니, "뭐 이런 게 있어요?"라며 깜짝 놀란다. 이건 방광경의 인대라인을 생각해서 놓은 것이다.

88) 69Y, F

69Y, F A0173	C/C	DM 있고, L5-S1 stenosis 상태임. 우측 발 2, 3지, 좌측 발 2지의 감각이 없다고 함. 좌측 어깨의 통증이 심하다. 검사해도 정상으로 나온다. 양방병원에 2주 입원, 한방병원에 2주 입원해도 어깨가 별로 차도가 없다.
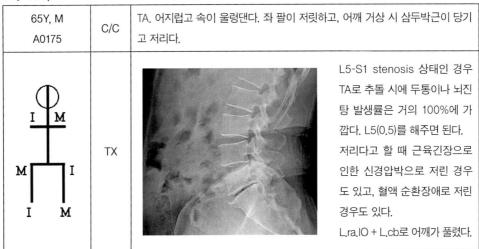	TX	우측 발 2, 3지는 좌측 어깨를 말한다. 환자의 상태를 면밀히 살펴보면 이렇게 서로 연결되어 있음을 알 수 있다. 좌측 어깨이니 tz-itb Link를 따라서, R.gh + R.itb.M + L.tz.M을 먼저 생각해 볼 수 있다. 자침은 L5(0.5), B.itb, L.ra.lo, L.cb, L.scm.lo 발가락 감각 회복되고, 어깨 통증 확 줄었다면서, 침 잘 놓는다고 칭찬을 한다. 그래서 "이건 침 잘 놓는 게 아니고, 그냥 과학입니다, 과학"이라고 강조를 하였다.

89) 65Y, M

65Y, M A0175	C/C	TA. 어지럽고 속이 울렁댄다. 좌 팔이 저릿하고, 어깨 거상 시 삼두박근이 당기고 저리다.
	TX	L5-S1 stenosis 상태인 경우 TA로 추돌 시에 두통이나 뇌진탕 발생률은 거의 100%에 가깝다. L5(0.5)를 해주면 된다. 저리다고 할 때 근육긴장으로 인한 신경압박으로 저린 경우도 있고, 혈액 순환장애로 저린 경우도 있다. L.ra.lO + L.cb로 어깨가 풀렸다.

90) 54Y, M

54Y, M A0177	C/C	좌 어깨 수술한 뒤로 어깨가 아파서 어깨에 신경주사를 맞았는데 그 후로 좌 5지가 저리고 손에 힘이 안 들어간다.
 I M I M M I	TX	수술한 뒤에 아프다면 혈액순환을 시켜야 하고, 저리고 힘이 없는 것은 상승모근의 문제이다. R.ra.lo + L.tz.M + L.mm 좌 손에 힘이 우 손에 비해 50% 정도 들어온다. R.gh를 놓으니 좌 새끼손가락 저림이 풀린다.

91) 60Y, F

60Y, F A0178	C/C	우측 안면마비. 우측 안구 밑으로 통증 지속. Vas 3
 I M I M I M	TX	**07-05** 우측 안면마비 발병. 타 한방병원에 3주 입원하였으나 전혀 변화 없다고 한다. **09-21** 본원 입원 **09-25** 얼굴이 조금 나아짐. **10-02** 입술 모양이 조금씩 움직이기 시작했다 함. **10-12** 퇴원 **10-14~10-24** 통원 치료받음 **10-15** 우측 안면의 감각이 회복되지는 않았으나 그런대로 자연스러워는 보인다. **10-16** 우측 방광경상 등줄기가 불룩하고 굳고 아프다. R.ct(0.5)로 풀림. **10-21** 우측 눈 호전됨. 입술의 우측 부분이 아직 안 당겨진다 함. **10-28** 재입원. 우측 눈꺼풀이 덜 감기고, 입술 우측이 안 당겨지고, 입술 주위가 마취한 듯이 감각이 무디다. 밥 먹을 때 우측 입술이 깨물리기도 함. **10-30** 입 주변 감각이 조금 개선됨. **11-08** 우측 귀 아래 림프절 부위가 불룩하다. 이 부위를 가볍게 마사지하라고 함. 우측 뺨의 반 정도까지 풀린 느낌이 든다고 함. **11-11** 퇴원. 아침 회진 시에 얼굴을 움직여보라 하니 우측 안면 근육이 정상으로 움직인다. "이" 하면 우측 입술이 완전하지는 않지만 약간은 움직이고 봐줄 만 함. **11-14~12-26** 통원 치료받음. 총 3개월 치료함. 치료 부위 pb(GV16), R.pj(GB20), R.cj(BL10), B.tz, B.ls, B.itb, L5, R.scm.lo, R.ra.lo 루틴.

92) 35Y, M

35Y, M A0179	C/C	좌측 척추기립근의 흉-요추 부위가 불룩하고 아프다.
(diagram) M I / I M / M I	TX	허리나 등이 아프다고 오는 환자들을 엎드리게 해서 등, 허리 쪽을 보면 척추기립근이 불룩하게 솟아나 있는 것을 흔히 볼 수 있다. 환자 또한 그 부위가 많이 결리고 아프다고 한다. 이런 경우 아픈 쪽의 다리에서 L.ct(0.5) 강자극하면 좌측 승모근도 풀리고, 척추기립근상의 불룩한 근육도 가라앉는다.

93) 56Y, F

56Y, F A0180	C/C	우측 발이 시리다. 발바닥이 차다. 잠잘 때 수면양말을 신어야 한다. 발이 잘 붓는다. 운동하면 우측 발등에서만 땀이 난다.
(diagram) I M / I M / I M	TX	발이 붓고 시리다 하면 우측 발 쪽으로의 혈액순환의 문제, L5의 문제, gh의 관절에서의 막힘 등을 생각해 볼 수 있다. L5, B.itb, R.gne.M, R.gh(0.5)를 놓았다. 발목의 구허(GB40) 자리에 0.5㎜ 침을 넣어서 염전을 하는 것은 환자에게 심한 통증을 주게 된다. 그래도 잘 견뎌내고 맞아주었다. 이 환자는 5회 치료 후 발이 따스해졌다.

94) 70Y, F

70Y, F A0181	C/C	좌 어깨 거상 시 삼각근 후면으로 통증 및 우측 고관절 부위의 통증이 있다.
	TX	우측으로 넘어져 우측 고관절 부위가 많이 아프다. R.itb.IO 이어서 우 대퇴골 골두에 바짝 붙여서 3~4개 놔주니 금방 좋아졌다. 좌 어깨가 거상 시 삼각근 후면으로 아프다고 하여, supine 상태에서 좌 어깨 거상시켜보니 최대 거상 시에 아프다. "그냥 근육이 아프다" 같은 표현을 할 때 ra, scm이 풀어준다. R.ra.IO + R.scm.IO + R.gh를 선택하였다. R.ra.IO → R.itb.IO에서 R.ra.IO여서 선택한 것이고, R.scm.IO → 눈의 시력이 더 잘 보이는 쪽(40~50㎝ 정도 거리에서 좌우 눈을 한쪽씩 가려서 비교)을 선택한다. 이 자리는 동맥이 팔(Subclavian a.)과 머리(carotid a.)로 분지되는 지점이어서 머리 통증이나 어깨, 팔 등의 문제에 있어 혈액순환을 조절해야 할 때 매우 적합한 자리이다. R.gh → 좌측 어깨여서 대대개념으로 우측 구허(GB40)를 놓은 것이고, 어깨 관절의 통증이나 삼각근 견봉 1점통에 구허(GB40)로 풀린 경험이 많아서이다. 이 당시는 tz-itb Link를 모를 때였다. 지금 같으면 L.gh를 선택했을 것이다. 딱 3개 놓고 거상시키니 바로 통증이 사라지고 최대로 거상을 해도 잘 움직여졌다.

95) 28Y, M

28Y, M A0182	C/C	누워서 좌 다리를 들어올리기가 힘들다.
	TX	발목인대를 접합하려고 좌 무릎 측면에 수술을 받았다. 수술 부위의 통증은 ra 로 많이 가셨고, 구부리는 것도 L.itb.IO로 많이 풀렸는데, 오늘은 좌 무릎을 구 부린 상태로 다리를 들어올리려면 뭔가 누르고 있는 것 같아 들어올려지지가 않는다고 한다. 그래서 SLR(무릎을 쭉 펴고 들어보기)을 하라니까 그건 또 잘 들어올린다. 그래서 사진을 보니 L.rf.M 상태여서 테이핑(과거에 고관절 수술 후 하지 거상 안 되는 케이스들에 탁효를 보았기에)을 좌 대퇴직근의 양 끝단에 붙이고 무릎을 구부리고 들어보라고 하니 바로 들어올린다. 환자가 "신기하다"를 연발한다. 왜 이렇게 되는지를 고민하지 않아도 된다. 그저 해당 부위의 MIO만 구해졌으면, 그대로 침을 놓거나 테이핑을 해주면 된다.

96) 44Y, F

44Y, F A0183	C/C	양측 손 4, 5지가 저리다.
	TX	우측 둔부에서 발바닥까지 저린 증상이 있어서 허리 수술 받았고, 수술 후 약간 증상이 남아 있다고 한다. 오늘은 특히 우측 손의 4, 5지가 저리다고 한다. 몇 가지 원인을 생각해보면 1. flexor carpi ulnaris를 자침해서 신경 통로 열어주기 2. 척수신경의 C7-8번의 문제 3. 우측 반신의 어떤 문제가 있을 때 4. 단순히 혈액순환이 원활하지 않을 때 이 환자는 R.ra.IO + L.scm.IO 하니 손 저림이 거의 풀렸다. 수면제를 복용하는 상태의 불면증인 경우에, 수면제를 먹어도 잠을 못 자겠다는 환자가 종종 보인다. 이럴 때는 보험약인 황련해독탕을 주는데, 황련해독탕 중의 황련 성분이 심장을 안정시켜주기 때문에, 수면제의 약효가 다시 활성화되어 잠을 잘 잔다. 여러 명에게 해보니 늘 시너지 효과가 있었다.

97) 30Y, M

30Y, M A0185	C/C	좌측 발목의 염좌
	TX	planta flexion 시에 발목 앞부분이 아프다고 한다. 그래서 ta를 자침하였더니 전혀 변화가 없다. gne를 자침하니 풀림. dorsi flexion 시에 아플 때는 ta를 자침한다. inversion 시 통증에는 구허(GB40)를 자침한다. 발목에도 인대파열이나 경골하단 골절, 종골골절 등 다양하다. 단순 염좌일 때에는 구허(GB40)를 기본으로 하면서 항상 itb를 같이 써 주어야 한다. 다친 발이 인대파열이나 골절로 splint 상태일 때, 동측은 itb를, 반대쪽은 구허(GB40) 등의 발목 자리들을 치료한다. 손목을 손등 쪽으로 젖힐 때 아프다 해서 수근신근 자침하니 풀림.

98) 49Y, M

49Y, M A0186	C/C	좌측 책상다리 시 좌 내전근의 통증
	TX	좌 책상다리 자세를 취할 때에 내전근 쪽이 아프다면 내전근 자체의 문제도 생각해볼 수 있고, 대대관계에 있는 itb도 생각해볼 수 있다. 책상다리 자세에서 무릎이 아프다면 내전근 치료가 더 타당한데, 여기서는 itb를 자침하는 것으로 하였다. L.itb.IO여서 대퇴골두에 바짝 붙여서 자침하고, 다시 자세를 취하게 하니 책상다리가 자연스럽게 잘 된다.

99) 49Y, F

49Y, F A0187	C/C	좌측 목덜미, 우 어깨(승모근)가 아픔.
	TX	tz-itb Link를 생각하자. R.itb.M, L.itb.Io 하니 좌 목덜미와 우 어깨가 같이 풀렸다. 덜 풀린다면 B.gh를 추가할 수도 있고, L5(0.5)도 생각해볼 수 있다. 또 하나 B.ct(0.5)도 생각해볼 수 있다.

100) 55Y, F

55Y, F A0189	C/C	자고 났더니 좌반신이 다 아프다.
	TX	며칠 전부터 좌측 어깨가 많이 아프다고 하고, 허리도 아프다고 하였다. 그런데 오늘 아침에 좌측 어깨, 허리, 다리까지 심하게 아프다고 한다. 허리는 측만이 살짝 있다. 드물지만 종종 광배근 증상이 나타나는 경우가 있다. 광배근의 영역을 따라서 어깨, 한쪽 등, 허리까지 아픈 것이다. 그래서 L.ld 몇 번 강자극, 점핑하고 잠시 기다려보라 하고 다시 와서 확인해보니 허리 통증이 훨씬 줄어들었다. 어깨가 아픈 것도 풀렸다. 며칠간 좌 어깨가 아프다고 해서, 광배근을 제외한 다른 부위를 계속 놓고 있었는데, 영 풀리지가 않았었다.

101) 58Y, F

58Y, F A0190	C/C	어깨 수술한 환자. 우 하부 늑골이 손도 못 대게 아프다.

TX

허리가 아프다고 하여 루틴하게 L3, 4, 5 등을 놓았는데 어제는 허리가 너무 많이 아프다고 해서 자세히 물어보면서 통증이 있는 부위를 짚어보라고 하니, 딱 우측 광배근의 위치로 해서 허리까지 아픈 것이었다. 광배근이 어깨에서 허리까지 연결되어서 나타나는 요통이었다. 그걸 허리가 아프다고 하니, 엎드려서 그냥 허리에만 자침을 했는데 2일인가 침을 놔도 증세가 똑같길래 그제야 어떻게 아픈 것인지 자세히 물어봤던 것이다. 우측 광배근 증상이어서 광배근을 점핑이 나게 자침해주니 통증이 끝나버렸다.

오늘은 갑자기 아침에 우측 늑골 하단, 옆구리 늑골 하단 부위가 손도 못 대게 아프고, 숨도 못 쉬겠다고 한다.

침만 놓을까 하다가, 역시 이런 늑골 증상에는 건부항이 최고인지라, 부항을 가운데 허리 T12 위아래로 붙였다. 그러면서 "요새 소화 안 되었나요?" 하고 물어보니 그렇다고 한다.

신경 쓰거나 소화가 안 된다는 것은 횡격막의 문제이고 횡격막은 C3, 4, 5번에서 지배하지만 그 근육이 붙은 것은 T12를 기반으로 하니 증상이 이리 나타날 수도 있다. 건부항을 붙이고 2~3분 흔들어주니 그제야 숨도 못 쉬겠다던 게 풀렸다.

이럴 때는 또한 복직근을 놓을 수도 있다. 복직근도 호흡에 관여하기 때문에 숨 쉬기가 힘들다 하면서 옆구리가 아프다고 할 때도 ra를 써볼 수 있다.

102) 66Y, F

66Y, F A0191	C/C	좌 무릎 수술 후 ROM 80°이고, 구부릴 때 무릎 전면의 통증이 심하다.
	TX	8월에 Lt. TKRA 시행함. 12월에 내원 당시 무릎 ROM 80°이다. 경과한 시간에 비해서 ROM이 너무 적다. 보통 CPM 기계로 재활을 하며 140°까지 구부릴 수 있으면 된다. 옆으로 눕혀놓고, L.itb.lo 하고 굴곡시켜보니 별로 차이가 없다. 그때 불현듯 발목 염좌에서 구부리는 쪽을 자침하는 것이 떠올려졌다. planta flexion 시에 발목이 아프면 gne를 자침하는 것을 말한다. 그래서 무릎을 구부릴 때 무릎 전면이 아프니, L.hms.lo여서 L.it(0.4)로 강자극하고 다시 다리를 구부리게 하니, 갑자기 ROM이 140°까지 늘어나서 필자가 깜짝 놀랐다. 그 후에 다른 무릎 수술환자에게 ROM을 증가시키기 위해 해보았지만, 이런 경우는 다시는 생기지 않았다. itb 자극을 통해서 ROM이 서서히 좋아지는데, 이 케이스는 아마도 수술한 지 오래되어 수술 부위의 문제는 해결이 되었는데 뒤쪽의 햄스트링 근육의 어떤 문제가 있던 경우인 것 같다. Knee ROM 증가에는 B.itb.M + it(수술한 다리 쪽)를 한다.

103) 59Y, F

59Y, F A0193	C/C	TA. 좌측 어깨가 누르기만 해도 아프다.
	TX	L.ct(0.5) 강염전했는데, 아픈 게 똑같다고 한다. 그래서 혈액이 뭉쳐서 그렇구나 하고 R.ra.IO로 자침하고 확인하니 "신기하네"를 연발한다. 바로 풀렸다. tz-itb Link로 볼 때, L.gh도 가능하다.

104) 54Y, F

54Y, F A0194	C/C	TA 후 두통
M I I M M I	TX	머리, 목, 어깨 및 우측 삼각근이 저리다고 한다. 머리가 계속 아프다고 걱정을 한다. TA 후 두통은 거의가 1차적으로 L5(0.5)를 쓰게 된다. 2일 동안 L5(0.5)를 맞고는 두통이 말끔히 풀렸다.

105) 33Y, F

33Y, F A0196	C/C	생리통, 복통
M I I M M I	TX	오늘 갑자기 생리통이 와서 아침, 점심을 못 먹었다고 한다. ra의 특효가 생리통이다. R.ra.lo 1분 염전하니 끝났다. 생리통(ra)은 아주 간단하지만, 대부분 진통제를 쓴다. 진통제를 쓰고도 안 나을 때나 오기 때문에…. 편두통(scm)도 아주 쉬운데, 이것도 두통약이나 먹고 버티기 때문에….

106) 70Y, F

70Y, F A0199	C/C	우 골반, 우 대퇴 전면 통증
I M I M M I	TX	20년 전에 우측 골반과 대퇴를 다친 적이 있는데, 다시 그 자리가 아프다고 한다. L.itb.M + L3, 4, 5 시큰거리는 것 개선, 통증도 줄고 우측 다리에 힘이 붙는다고 한다.

107) 55Y, F

55Y, F A0201	C/C	TA. 식사하고 누우면 새벽에 소화가 안 되고 속이 쓰려 깬다.
	TX	L.itb.M + R.ra.IO + L.scm.IO로 자침함. R.itb.IO여서, R.ra.IO 하니 ra가 들어가서 염전하자마자 배에서 꾸르륵, 쓰르륵 하고 풀리는 소리가 났다. 그래서 "뱃속도 편해지지 않느냐?"고 하니 "그건 모르겠다"고 한다. 눈도 환해진다고 한다. 다음 날, 뱃속이 편해졌다고 한다. 밤에도 편했다고 한다.

108) 68Y, F

68Y, F A0204	C/C	좌측 무릎의 뒤쪽이 당기고, 무릎이 붓고, 걸을 때 무릎 속이 아프다. 무릎이 구부러지지를 않는다.
	TX	L.itb.M을 팔꿈치로 마사지한 후에 0.4㎜ 침을 여러 개 꽂아주고, 구부려보니 자연스럽게 무릎이 구부려진다. 좌 오금이 당긴다고 한다. 오금 당길 때는 대퇴직근이다. L.rf.M이어도 일시적으로 L.rf.Io를 써도 된다.

109) 62Y, M

62Y, M A0203	C/C	우 어깨 수술 후 통증
	TX	L.itb.M + R.ra.IO만 자침했는데, 다음 날 와서 밤에 어깨 통증이 줄어서 편했다고 한다.

110) 55Y, F

55Y, F A0207	C/C	우측 어깨 관절경 수술함.
(인체 도해)	TX	우측 어깨 관절경 수술 후 3주 경과. 누워서 팔을 들기가 힘들다고 한다. 우측 어깨 팔 받침대 하고 있는데, 거상 시 이두박근 옆면 쪽이 아프다고 한다. 수술한 부위에 침 놓는 건 통증을 더하는 것이 될 수 있으니, 다리에서 선택한다. tz-itb Link를 따라서 L.itb.lo + L.rf.lo 하니 팔이 들어진다.

111) 57Y, M

57Y, M A0208	C/C	우 고관절 수술 후 우측 발로 외발로 서려면 힘이 안 들어가고 서혜부 쪽이 아프다.
(인체 도해)	TX	우측 무릎이 묵직하고 30~40m 걸으면 우측 고관절이 빠지는 느낌이다. 발을 디디면 서혜부 쪽이 찢어지는 통증이 온다. 벌써 며칠째 같은 이야기를 호소하여 테이핑을 하였다. 처음에 R.rf.lo이어서 우 대퇴직근에 먼저 테이핑을 하니 좀 나은 듯하다고 한다. R.itb.lO, R.hms.M 테이핑하니 좋다고 한다. 그렇게 대퇴 전후로 rf, hms, itb를 붙이고 걸어보라 하니 이제 서혜부 아픈 것도 없고, 다리에 힘이 들어간다고 한다. 다음 날 와서 아주 좋다고 한다. 역시 고관절 수술 후의 문제는 전후좌우 근육의 문제이다. 고관절 수술 후 누워서 다리가 거상 안 되는 사람들에 있어서, 침으로는 즉각적인 효과가 약한데 비해서, 테이핑은 즉각적인 효과를 보일 때가 있다.

112) 62Y, M

62Y, M A0211	C/C	TA. 조금 걸으면 우 대흉근이 숨도 못 쉬게 아프다고 한다.
(인체 도해)	TX	누워 있으면 좌 어깨에서 등 쪽으로 결린다. 우 늑골(겨드랑이 쪽) 쪽이 걸으면 불편하다. 우측 대흉근 부위가 조금만 걸어도 숨 쉬기가 힘들게 아프다. 가만히 있으면 괜찮다. 대흉근을 건드려보고, 등 쪽에 자침도 해보고, 부항을 해봐도 변화가 없다. 숨 쉬는 호흡과 관계된 근육의 문제로 생각하여 R.ra.lO + R.gh 1회 자침 후 다음 날 와서 아프긴 해도 그리 심하진 않다고 한다. 몇 차례 더 복직근을 자침하고 풀렸다.

113) 45Y, F

45Y, F A0212	C/C	TA. 좌측 반신, 목, 어깨, 허리, 팔, 엉치로 아프다. 고개 우측으로 돌릴 때 아프다.
 M I I M M I	TX	고개를 좌우로 돌릴 때 아픈 것은 거의 루틴하게 견갑골의 상각부위에 붙어 있는 견갑거근을 치료하면 된다. 좌측 어깨를 거상 시에 최대 지점에서 통증이 온다. MM-IOIO 대응을 따라서 L.tz.lo이므로 L.rf.lo에서 선택하였다. L.rf.lo 한 상태에서 다시 거상케 하니 더 올릴 수가 있었다.

114) 72Y, F

72Y, F A0213	C/C	우측 어깨 수술환자
 I M M I M I	TX	우측 어깨 수술하고 왔는데 침이 무섭다고 한다. 그래서 어깨와 대퇴의 연동성을 생각하고, L.rf.lo 상단 부위를 힘껏 누른 상태로 거상시키니 통증이 줄어드는 것을 확인시켰다. 그렇게 확인시켜주고 나니 침을 맞기 시작하였다. 오전에는 좌측 팔꿈치를 구부렸다 폈다 하면서 아프다고 한다. 독비-슬안 투자 및 L.pl.M을 자침하였다. 그랬더니 그냥 풀려버렸다. 좌 팔꿈치가 아프니, tz.M - itb.M Link에 의해서 R.pl을 써보는 게 순서지만, 우측 어깨 수술 후 좌측 팔을 많이 쓰게 되어서 오는 통증이라서, 우측 어깨에 해당하는 R.tz.lo - L.itb.lo Link에 의해서, L.pl을 선택한 것이다.

115) 59Y, F

59Y, F A0215	C/C	우 어깨 거상 110° 열중쉬어가 안 된다. 좌 무릎 절골술 후 ROM 60°. 통증이 많고, 미열도 난다. 밤이 되면 더 아프다고 한다.
	TX	R.itb.IO + R.rf.IO + R.ra.IO + L.itb.M 으로 자침하였다. 이렇게 며칠 맞고, 오늘 보니 좌 무릎의 통증이 거의 없어져서 너무 좋다고 한다. 베드 근처를 걸을 정도라고 한다. 어깨 쪽의 문제에 대퇴직근 자침을 하는데, 벌써 여러 명이 그냥 꽂자마자 어깨 가동성이 개선되는 게 보인다. rf.IO 인 쪽을 자침하고 움직여보라 하면 금방 가동범위가 늘어난다.

116) 55Y, F

55Y, F A0216	C/C	이명 13일 치료 후 소리가 조금 작아짐.
	TX	이명이 1년 되었다. 처음에 우측 귀부터 시작해서 좌측 귀까지 소리가 나는데 하루 종일 들린다고 함. 매미가 '왱왱' 하고 운다고 한다. **11-09** 입원 **11-13** 이명 치료 시작함. L5 + B.itb + b.ls + pb(GV16) + pj(GB20) + L.scm.IO 이명이나 안면마비, 안구질환 등에 기본방으로 루틴 처방이다. 그 외는 호소하는 증상에 따라 가감한다. **11-20** 좌측 귀에서는 소리가 안 들리고, 우측의 매미 소리는 더 커졌다고 한다. **11-21** 우측 귀 매미소리 크기는 비슷하다. **11-22** 좌측 귀 소리 없음, 우측 귀에서는 소리 계속 난다. **11-26** 우측 귀 소리가 가까이서 들린다고 한다. 그게 무슨 말이냐고 하니 소리 크기가 줄었다고 한다. 이 경우도 이명 치료로 입원한 건 아니고, 다른 질병 치료하는 김에 하게 된 것이다. 치료혈은 모든 병증에 비슷하다. 다만 난치증상인 경우 0.5mm 침으로 염전을 더 강하게 하느냐, 마느냐의 차이만 있다.

117) 69Y, M

69Y, M A0217	C/C	좌 손목으로 바닥 짚기가 힘들다.
	TX	바닥을 짚거나, 좌 손목을 손등 쪽으로 젖힐 때 손목이 아프다. 구부러지는 쪽을 선택하는 경험에 비추어, 수근신근 M 자극하고 바닥 짚게 하니 많이 풀어졌다.

118) 59Y, M

59Y, M A0218	C/C	좌 무릎 힘이 빠지면서 뒤로 주저앉으면서 좌 팔꿈치를 타박 후 좌 삼각근 전후로 아프고, 거상 시 견봉 부위 통증이 있다.
	TX	무릎-팔꿈치-어깨의 일련의 연결이 눈에 보인다. 어깨 다치고 나서 양방치료만 받다가 왔다. 별 차도가 없었다고 한다. 몇 차례 여러 곳을 자침해봐도 역시 별 변화가 없다. 어깨 부위 통증도 계속 하루 종일 그렇다고 한다. 팔을 90° 정도 올렸을 때 견봉에서 한번 딸깍하고 걸리고 아프고, 팔을 내려도 그 통증이 금방 없어지지를 않고 한참을 간다고 한다. 그래서 X-ray를 보니 좌 극상근이 이완이길래 0.4로 L.ss.lo 지점을 여러 번 제삽하여 강자극을 시키고 거상시키니 올릴 때 딸깍하던 게 없어지고, 확연히 거상도 더 좋아지고, 환자도 좋아한다.

119) 47Y, M

47Y, M A0219	C/C	TA. 머리가 아프고 어지럽다. 우측 손 5지의 3절(MCP)이 아프다고 한다.
(그림)	TX	머리가 아프고 어지럽다. ra + itb + scm로 뒷목 굳은 것과 어지러운 게 호전되었다. X-ray상 L5-S1의 협착이 없어서 L5는 하지 않았다. 우측 손가락 5지의 3절(metacarpo phalangeal joint)이 아프다고 한다. 그 부위가 딱 우측 어깨 견관절이니 극상근 부위라서 X-ray 보니, R.tz.M이다. 그러면 R.tz은 근복부가 문제가 될 터이니, 극상근이 문제가 되려면 tz.lo인 쪽을 선택해야 해서, 반대쪽인 좌측의 L.ss.lo를 0.4로 제삽 염전해주니 바로 좋아졌다.

120) 50Y, M

50Y, M A220	C/C	보행 중 차량에 좌 팔꿈치 타박. 머리가 띵하고, 다리가 걸리고, 부딪친 부위가 아프다. 잠이 안 온다고 한다.
(그림)	TX	진통제를 맞았다. 잠을 4~5번 깼다고 한다. TA로 인한 두통은 대부분 척추가 흔들려서 오는 것이라서 L5를 2일 동안 했는데도 머리가 아프고, 속이 메슥거린다고 한다. R.itb.M + R.rf.lo + L.ra.lo + L.itb.lo 하니 그제야 두통이 가신다고 한다. L5로 잡히지 않는 두통은 혈액순환의 문제이다.

121) 55Y, F

55Y, F A0221	C/C	TA. 머리, 우측 목덜미 통증, 어지럽다.
(그림)	TX	후두부가 아프고, 우측 어깨가 저리고, 허리가 아프다. 머리가 찌릿찌릿하다. 5일차 치료인데 머리가 계속 아프다고 한다. 침을 0.5㎜로 변경함. Brain, Cervical MRI 촬영함. 누웠다 일어나서 걷기 시작하면 어지럽다. 누워 있어도 우측 뒷머리 쪽으로 찌릿거린다. 머리가 울린다. MRI C3-4, C4-5, C5-6 protrusion으로 나옴. 이 환자는 바로바로 안 낫고 한참 걸렸다. ra + scm + itb로 호전됨. 통상 후두부 뻐근함 → L5(0.5)로 시작해서 ra + scm까지 간다.

122) 55Y, F

| 55Y, F
A0223	C/C	TA. 뒷목이 뭉쳤다고 한다.
  (diagram) 	TX	등짝, 좌 팔 아프고, 손가락이 떨림. 허리 아프고, 양 다리가 저리다. L.ra.lo + R.itb.M에서 뒷목 뭉친 게 풀림.

123) 80Y, F

| 80Y, F
A0224	C/C	일어나다가 엎어져서 허리를 다침.
  (diagram) 	TX	아침 치료시간에 아침부터 갑자기 바닥이 빙글빙글 돈다고 하면서 눈을 못 뜬다. 이런 건 먼저 혈액부터 뇌로 순환시키는 게 먼저이다. 시력검사 하려 했더니 다 잘 보인다면서 눈을 뜨지를 못한다. 그냥 R.ra.lO만 0.5로 1분 염전하였다. 잠시 뒤에 정신이 든다고 한다. 이마에 땀이 난다고 함.

124) 37Y, F

| 37Y, F
A0225	C/C	TA. 머리 어지럽고, 우측 어깨가 측면 거상이 안 된다. 허리 아픔.
  (diagram) 	TX	오늘은 머리가 많이 아프다고 해서 ra + scm + itb.M 해봤는데 scm 놓을 때 좌측이 조금 풀리는 듯하고 우측은 여전히 아프다고 하더니 나중에는 좌우가 그냥 다 아프다고 한다. 그래서 X-ray를 보니, L5가 bulging 상태로 보인다. 허리구나 싶어서 L5를 자침하니 머리가 시원해지면서 사르르 풀린다고 "신기하다!"를 연발한다. 오후 치료시간에 다시 머리가 약간 아프다고 해서 한 번 더 L5를 자침하였다.

125) 67Y, F

67Y, F A0226	C/C	버스에서 뒤로 넘어져 머리 어지럽고, 목, 허리, 우 무릎이 아프다.
	TX	뒤로 넘어져서 다쳐서 왔는데, 머리가 아프다고 하여 L5 하니 조금 나아지긴 했는데, 머리가 원래 전부터 아팠다고 한다. 다음 날도 물어보니 역시 머리가 아프다고 해서 그러면 혈액순환의 문제겠구나 싶어서 R.ra.IO + R.scm.IO 하니 머리가 환해진다고 한다. 4개월 뒤에 다시 입원하여 Brain CT 해보니 small vessel disease periventricular white matter로 나옴. 이런 경우는 조직적인 변성이 있기 때문에, 치료하면 개선되었다가 안 하면 다시 아파지기를 반복하게 된다. 뇌에 혈액공급의 문제가 있으니, 두통이 만성적으로 온다. 그래도 침을 맞으면 좋아진다.

126) 52Y, F

52Y, F A0227	C/C	좌측 검지 2절(PIP) 부위 통증과 붓기가 있다.
	TX	○○○씨 좌 어깨관절 유착성(오십견)에 L.ss.IO 하니 거상이 좀 더 나아지는 것을 경험하고는 전에는 측면에서 견갑골 사이로 자침하는 방법으로 자침 시의 통증이 많았는데, 지금은 극하근 쇄골 어깨 끝 부분에 자침하고 자극하니 효과가 비슷하였다. 이 환자도 좌측 검지손가락 2절(人-우측 팔의 팔꿈치에 해당)이 아프다고 해서, 우측 어깨의 天에 해당되는 자리를 놔보기로 하였다. 우 상승모근이 이완이면 우 극상근도 이완이니 R.ss.Io 자리를 0.4로 제삽 자극해보았는데 그 자리에서 바로 통증이 풀렸다. 1년에 어쩌다 1~2번 신기가 오르는 날이 있다. 이렇게 막 변칙으로 침을 놔도, 정말 아무데나 꽂아도 다 낫는 날이 있다.

127) 58Y, F

58Y, F A0229	C/C	좌 엄지손가락 위쪽에 링겔 맞은 후 통증
	TX	좌측 엄지손가락 윗부분의 혈관에 링겔을 1주일간 맞고 나서 그 주위 근육통이나 혈관통으로 좌 엄지손가락이 아프다고 한다. 좌 엄지손가락이면 우 다리에 해당되어 R.rf.M이 되는데, 자침의 강도가 Io를 자극할 때 더 강하여 L.rf.Io를 선택하였다. L.rf.IO + L.itb.M 하고 좌 엄지손가락을 움직여보라 하니 하나도 안 아프다고 고맙다고 한다. 엉덩이 주사 후에 주사 부위 통증에도 itb로 풀리더라.

128) 59Y, F

59Y, F A0232	C/C	좌 고관절 통증
	TX	 지인이신 분의 친척이다. 11월에 내원함. 봄부터 운동을 하려고 하루에 만 보 이상 걷기를 시작했는데, 6개월 전부터 불현듯 좌측 대퇴 전면, 외측면으로 아프기 시작하였다. 서 있을 때는 괜찮은데 걸으면 아프다고 한다. X-ray상 좌 골두가 이상하다. MRI 찍고, 큰 병원 가보라고 함. 첫날 L.itb.M 자침하고 움직여보라 하니 통증이 줄었다고 한다. 둘째 날 와서 1차 자침 후 2일인가 아팠다고 한다. 그 후 걸을 때 통증은 없어졌다고 한다. 그러면서 좌측 다리의 근육이 마른다고 이야기를 한다. 살펴보니 좌측 다리의 근육이 우측에 비해 많이 빠져 있다. 전체 상태 살펴보니 앉아서 일어설 때 손을 짚어야 일어난다고 함. 좌측 다리가 힘이 없고, 뭔가 불안정해 보인다. 몇 달 뒤에 좌측 고관절 인공관절치환술 받았다고 전해들었다.

129) 80Y, F

80Y, F A0233	C/C	좌 대퇴 외측 가운데쯤이 아프다.
      	TX	우측 무릎 인공관절 수술 후 입원 환자이다. 아무래도 좌측 다리에 힘을 주고 걷다보니, 좌측 대퇴 외측면으로 가운데쯤 부위가 아프다고 한다. X-ray대로 L.itb.M으로 계속 자침하니 좌 다리 통증이 풀린다면서, 열심히 맞으신다.

130) 55Y, F

55Y, F A0235	C/C	좌 대흉근이 숨 쉴 때마다 결린다.
      	TX	"숨 쉴 때마다"라고 하면 복직근, 요방형근, 상승모근 등 호흡과 관계되는 근육에서 찾으면 되는데, 보통 ra부터 해본다. R.ra.IO에서 바로 풀렸다.

131) 67Y, F

67Y, F A0236	C/C	TA. 우 승모근이 계속 아프다.
      	TX	우측 상승모근이 계속 아프다고 한다. 여러 번 침을 놔도 어깨에 R.tz.IO 놔도 똑같다. 이런 것은 혈액이 울결되어서 그런 것이다. R.ra.Io를 놓으니 바로 만져도 안 아파졌다. 좌측 어깨가 거상이 잘 안 되고 견관절 속이 아프다고 한다. 극상근을 견봉 밑으로 해서 여러 번 자극하니 거상이 자유로워졌다. 통증도 줄었다. 그런데 MRI 찍으니 극상근 파열로 나오더라. 결국 좌측 어깨는 인대접합 수술을 하였다.

132) 46Y, F

46Y, F A0237	C/C	TA. 어지럽고, 허리가 아프고, 목이 아프고, 전신이 다 아프다.
	TX	X-ray상에 L5-S1에 특이사항이 없다. 시력검사를 하는데, 컨택트렌즈를 끼고 있다고 해서 그 상태로 검사하니 우측 눈이 잘 보인다고 한다. 그래서 R.scm.IO 침을 놨는데, 머리는 여전하게 어지럽고 아프다고 한다. 다음 날에 렌즈를 안 끼고 왔다 해서 다시 시력검사를 하니 좌측 눈이 좋다고 한다. 그래서 L.scm.IO를 하니 이게 더 머리가 개운하다고 한다. 그리고 하루 지나서 머리가 완전히 개운해졌다고 확인하였다.

133) 55Y, F

55Y, F A0238	C/C	우측 오금의 통증이 있다. 양 어깨(삼각근 부위)가 만지기만 해도 아프다.
	TX	오금 통증은 대퇴직근이라고 보면 된다. R.rf.IO 하니 풀림. 승모근이나 삼각근 부위가 그냥 아프다, 만지기만 해도 아프다, 무겁다 등등이면 혈액 정체로 인한 것이다. R.ra.IO 하니 시원해짐.

134) 62Y, F

62Y, F A0240	C/C	우측 뇌출혈
	TX	우측 뇌출혈과 모야모야 증상이 있어서 좌 팔이 늘어져 있고, 좌 다리 돌아가 있다. 좌 다리가 그냥 돌아가 있어서 걸리적거린다. 2번 침 맞았는데, 좌측 다리가 안 돌아가서 좋다고 하면서 나을 수 있겠냐고 매우 기대를 하는 말을 한다. 그래서 회복은 안 된다고 못 박았다. "이런 증상을 이렇게 호전시켜줘서 소문이 나서, 바빠질 거다"라고 덕담을 한다. 1주일에 두어 번 오고 싶어도 데리고 올 사람이 없다고 한다. 총 8번 치료 후 다시 오지 않았다. 누군가 이 환자의 근처에서 이 침법을 펼쳐주기만을 희망할 뿐이다.

135) 55Y, F

55Y, F A0241	C/C	머리 감으려고 좌측 팔을 올리면 당긴다.
(diagram)	TX	머리 감으려고 할 때, 좌 삼각근 후면으로 당긴다고 한다. 그래서 광배근이 단축되어 안 올라간다 싶어서, L.ld 자침하고 좌삼각근 후면 부위를 점핑을 해주었다. 그리고 같은 동작 취하게 하니 풀렸다고 한다.

136) 55Y, F

55Y, F A0242	C/C	좌 무릎 통증, 좌 어깨 거상 90°, 어깨 전면, 팔꿈치 아프고, 열중쉬어 자세가 안 된다.
(diagram)	TX	좌 무릎, 좌 어깨 아파서 치료하는 중이다. 좌 어깨의 극상근이 부분파열인데 도 L.ss 자침하니 팔이 올라간다. 좌 무릎 통증도 줄어들고 있다. 그런데 tz-itb Link대로 R.rf.lo를 한번 놔주었더니, 다음 날 어제 거기 놓은 거 좋았다고 더 놔달라고 한다.

137) 43Y, F

43Y, F A0243	C/C	TA. 혈압 오름.
(diagram)	TX	좌측 어깨 부위 상승모근 침 맞고 아마 근육 내 출혈이 있었거나, 침 맞은 자리 가 아프다고 함. 그 후 좌측 목에서 머리로 뻗쳐오르면서 혈압이 160~170까지 오름. 천왕보심단 + L.ra.IO 하니 다음 날 바로 혈압이 130/90으로 정상화되었다. 다른 고혈압 환자에게 해보니 혈압이 하나도 변하지 않았다. 병원만 오면 혈압이 오르는 긴장형인 사람에게나 해당되는 것 같다.

138) 56Y, F

56Y, F A0244	C/C	우측 좌골의 통증
	TX	오래 앉아 있거나, 운전하거나 하면 우측 좌골(R.it)의 통증이 있다고 한다. 그래서 처음엔 X-ray 보고 그쪽 햄스트링 근육이 io인 경우 R.it.IO에 직접 자침하는 방법을 했었다. 햄스트링이 M인 경우는 R.hms.M도 써봤었다. 조금 효과는 있었으나 뚜렷하지는 않았다. 그러다가 다른 환자를 보았는데, 양쪽 대퇴후면이 허리부터 뒷다리로 당긴다고 해서 먼저 햄스트링에 자침을 해보다가 효과가 뚜렷하지가 않아서 rf에 자침을 했는데, 확연히 좋아지는 경험을 하였다. 그 도중에 다시 이 환자가 와서 R.rf에 자침을 하였다. R.rf.M이니 rf의 가운데에 자침을 하는 게 맞겠지만, 혹시 몰라서 R.rf.IO에도 자침을 하고, R.rf.M에도 자침을 하고, 발침하고 나서 확인하였다. R.it 자리가 묵직한 느낌만 있고, 나아진 것 같다고 한다. 그리고 한 번 더 왔을 때 rf 맞고 치료되어 종결되었다. 근육의 '대대관계-전면이 아프면 후면이 병이다' 같은 것은 머릿속에서는 돌아가는데, 임상에서 하다보면 놓칠 때가 많다. 그 후부터는 '좌골의 통증 = 대퇴직근'이 되었다. 그리고 대퇴직근이 하지에서 매우 중요한 근육임을 알게 되었다. 거의 만병통치에 가까운 효과가 난다.

139) 55Y, F

55Y, F A0246	C/C	요즘 들어 눈이 나빠지면서 머리가 안 맑다.
	TX	눈이 나빠지면서, 머리가 안 맑다. 천지상통에 의해 L5-C1이 서로 연결이 되어 있다. 미세한 변화라서 사람들이 느낄 수는 없지만, L5-S1의 협착증이 있는 사람의 경우 그 자체만으로도 C1을 통하여 뇌로 공급되는 혈액의 순환이 저해되기 때문에 건망증, 치매, 노인성 뇌 위축과 같은 기능 저하가 동반된다. 척주의 정상적인 범주. 척추간의 사이가 원만하게 넓은 상태를 유지하는 게 매우 필요하다. R.scm.lo + L.ra.lo를 해주니 눈이 환해졌다. 눈이 환해진다는 것은 뇌로의 혈액순환이 왕성해진다는 의미이다. 일전에 어느 입원 환자로부터 허리 수술을 받고 나서 두통이 생겼다고 수술 담당 의사에게 하소연을 했더니, "허리 수술하고 머리 아프다고 하는 사람은 처음이다"라면서 들은 체도 안 하더라는 얘기를 들은 적이 있다. L5가 뇌로 연결되어 있다는 것을 알면, 허리 수술 후에 두통이 생길 수도 있다는 것을 알 수 있다.

140) 55Y, F

55Y, F A0247	C/C	주먹을 쥔 상태로 팔을 흔들면 팔꿈치가 아프다.
(diagram)	TX	좌측 외측 팔꿈치가 계속 아프다고 한다. 좌측 곡지(LI11)부위 통증이 보통 극상근의 방사통 범위라서 극상근을 여러 번 자침해봤는데도 차도가 없더라. 다시 자세히 확인해보니, 주먹을 쥐고 팔꿈치를 구부릴 때는 아프고, 펼 때는 괜찮다고 하길래, 이게 수근굴근의 문제이겠구나 싶어서 앙와위로 하고 좌측 수근굴근을 자침하니 그제야 주먹을 쥐고 팔꿈치를 굴신해도 괜찮다고 한다.

141) 59Y, M

59Y, M A0248	C/C	우 어깨 수술 후 거상 곤란
(diagram)	TX	오늘은 딱 보자마자 구허(GB40)를 찔러야겠다는 느낌이 온다. 허허… 참… 이런 느낌은 어떻게 드는 것일까? 딱 느낌은 0.5인데, 그래도 혹시나 몰라서 0.4로 바꾸어서 좌측 구허(GB40)를 딱 0.4로 꽂고 염전해주니 우측 어깨를 들어올린다. 그간 누운 상태에서 우측 어깨를 들어올리지를 못하고 있었다.

142) 75Y, F

75Y, F A0249	C/C	좌수 3지의 2절(PIP) 굴신 시의 통증
(diagram)	TX	침 맞으러 와서 이거 낫게 해주면 수술 안 받겠다고 한다. 다른 사람들이 자꾸 수술하라고 그런다면서…. 이건 뭐 수술적응증도 아니고, 잘 치료해봐야겠다. 증상을 자세히 물어보니 좌측 팔꿈치를 다쳐 수술 받고 난 뒤로 좌 중지, 새끼 손가락이 잘 안 구부러지고, 주먹을 쥐려면 아프고 그렇다고 한다. 그래서 좌 중지를 확인해보는데, 필자가 환자의 3지 손가락을 구부려보고 펴 보고 하니 펴려고 할 때가 더 아프다고 하더라. 그래서 수근신근(hand extensor)을 자침해주니 통증이 바로 풀렸다. 환자를 보다보면 정말 어이없는 증상들이 많다.

143) 50Y, F

50Y, F A0250	C/C	좌측 양반다리가 안 된다.
 M I I M M M I	TX	책상다리 해보라니까, 책상다리 자세에서 좌측 서혜부 아프다고 한다. 서혜부의 통증은 대퇴직근이 문제가 있다는 것이다. L.rf.lo를 강자극하니 책상다리가 된다. 책상다리 자세를 할 때 무릎이 아픈 것은 내전근을 자침한다.

144) 59Y, M

59Y, M A0251	C/C	우측 손목 통증
 M I I M M M I	TX	필자의 이야기이다. 늘 0.5mm 침으로 협착증의 허리를 제삽을 하거나 염전을 하다보니, 가끔 너무 열정적으로 열심히 할 때가 있다. 종종 손목 보호대를 착용하기도 하는데, 침 놓는 데 우측 손목이 좀 아팠다. 그냥 방치하고 2~3일 지나니 우측 팔꿈치를 타고 삼각근까지 시큰거리게 되었다. 안 되겠다 싶어서, 0.4mm로 우측의 요척혈(요골-척골 접합부의 인대)을 찌르고 제삽을 하니 손목이 시원해지는 느낌이 들었다. 그리고 그냥 두었는데, 3일쯤 되니 손목의 통증이 완전히 풀렸다.

145) 65Y, F

65Y, F A0256	C/C	TA. 정수리 통증, 경추통, 흉추통, 요통
 I M M I I M	TX	자보환자이데, 두통으로 눈이 빠질 듯하고, 허리가 아프다고 한다. L5(0.5) 허리가 시원해진다. 정수리 통증은 변화가 없다. Litb.M(0.5) 2~3분 염전하니 머리가 가벼워지고, 눈이 떠진다고 한다. 눈이 빠진다, 튀어나올 것 같다는 것은 L5 증상이다. 병증의 경중에 따라 염전시간이 달라진다. 1분 정도 염전해서 좋아지기는 하는데 깔끔하게 안 풀린다면 2~3분, 3~4분 정도 더 염전하면서 상태를 보아야 한다.

146) 58Y, M

58Y, M A0259	C/C	좌 팔이 저리다.
	TX	골프를 하는데, 좌측 곡지 부위를 누르면 아프다. 골프채로 바닥을 쳤을 때, 좌 손 2~3지 사이의 손목 부위가 울리면서 통증이 온다. B.itb, R.gh, R.pl, 반응이 없다. L.brachio-radialis 자침하니 손목 통증이 조금 나아졌다 다음 날 좌측 팔이 당기고 좌견갑골로 해서 당긴다고, 좌 팔이 저리다고 한다. 그래서 환자와 이 얘기, 저 얘기 하다보니 스트레스가 심하게 있더라. R.ra.lO 자침하고 2~3분간 염전해주니 어깨가 가벼워진다고 한다. 원인은 스트레스로 인한 통증이었다. 이렇게 끝났다.

147) 60Y, M

60Y, M A0262	C/C	허리가 아프다.
	TX	 전에 TA로 T12 fracture 되어서, 보존치료 하였는데 통증이 계속된다고 함. 해당 부위의 척추 주변을 자침하였으나 통증은 변화가 없다. 9회차 치료에 L.itb.M + L.ra.lo 하니 좋다고 한다. 그 후 똑같이 시술하는데 통 증이 풀린 상태로 유지된다고 한다. T12의 압박상태(뼈가 짜부러져 있다)는 복직근의 과긴장으로 인한 것이다. 복직근과 T12는 서로 한 팀이다.

148) 70Y, F

70Y, F A0264	C/C	좌측 뒤 목덜미가 줄기처럼 아프다.
	TX	이것은 척주의 비틀림으로 인한 것으로 나이가 들어야 나타나는 병증이다. 필자도 우측 목줄기가 아파서 후두통에 우측 견갑골까지 당기고 저리고 해서 고생한 적이 있다. 필자는 척주의 비틀림인걸 알아서 고개를 우측으로 돌리는 노력을 하여 해결하였다. 시력이 나쁜 눈 쪽의 목줄기가 아파진다. 고개가 좌측으로 미세히 돌아간 것이 수십 년 돼서 생기는 것이다. L.itb.M(0.5)로 강자극하니 목의 통증이 많이 풀렸다고 하면서 "어떻게 거기다 침을 놔서 푸느냐?"고 명의라고 한다.

149) 64Y, F

64Y, F A0265	C/C	좌 안면마비
	TX	04-21 스트레스를 심하게 받고 나서, 1주일 전부터 얼굴이 따끔따끔하더니 좌측 이마가 안 움직이고, 입에서 물이 샌다고 한다. 04-22 좌측 눈의 눈물이 더 흐르고, 머리의 우측 반쪽이 두통이 심하다. L5(0.5) 1~2분 강자극하니 머리의 통증이 다소 줄고, L.itb.M(0.5) 하니 좀 더 통증이 줄어들었다. 05-20 그 후 거의 매일 와서 치료를 받았고, 좌측 눈가 주위로 약간 불편한 느낌이 있지만 거의 회복이 다 되었다. R.scm.lo, B.itb, B.tz, pb(GV16), pj(GB20), cj(BL10) 안면마비는 뒷목 쪽의 안면신경 나오는 쪽의 근육이 경결되어서 오는 것으로 후두부를 목표로 하여서 자침하여야 한다. 얼굴에만 침을 놓는 경우 치료가 안 될 확률이 90%이다.

150) 69Y, F

69Y, F A0268	C/C	두통, 어지럽고, 쳇머리(요두증)
	TX	누웠다 일어나거나, 앉았다 일어날 때 어지럽다. 좌 어깨가 아파서 자주 깬다. 팔, 다리가 무겁다. 우측 손도 떨린다. X-ray 보니 L5-S1이 현저히 좁아져 있었고, L5(0.5) 자침으로 두통과 어지럼증이 치료가 되었고, 두통이 사라지니까 머리 떠는 것도 좋아졌다고 한다. 양방병원 가서 검사하니 동맥류(aneurysm)가 있었고, 그것으로 인해 쳇머리가 있는 것이라고 이야기했다고 한다.

151) 68Y, F

68Y, F A0269	C/C	보행 시 좌 무릎이 시큰거린다.
	TX	걸을 때 무릎이 시큰거린다는 것을 그냥 무심히 들었다. 그런데 이 환자, 좌 무릎이 시큰거린다 하여 첫날 L.itb.M 하고 바로 빼고 나서 "어떠냐?" 이렇게 한 적이 있는데, 그 후로 다른 부위를 치료하다가 우연히 그때 L.itb.M이 좋았다고 이야기를 한다. 그래서 다시 L.itb.M(0.5) 하니 역시 무릎이 시큰거리는 게 좋아졌다. 한참 후에야 시큰거리는 것은 ra로 혈액순환을 촉진시켜주어도 풀리고, 골반의 비틀림이 주원인일 때는 itb.M 쪽을 강자극하여 비틀림을 정렬시켜주어도 풀린다는 것을 알았다.

152) 59Y, F

59Y, F A0272	C/C	1달 된 우측 이명
	TX	손자 봐주고 힘들었는데, 공황장애 진단 후에 양약 먹다가 기운이 쭉 빠지더니 이명이 왔다. 우측 귀에 '윙' 하는 소리가 들린 지 1달 되었다. **05-19** 오전 허리, 목, scm. 허리는 자하거 1cc. 오후에 와서, 오전 자침 후 머리가 너무 시원했다고 고맙다고 한다. 이명 얘기는 아직 없다. R.scm.IO, R.pb(GV16), pj(GB20), R.tz.IO, L.tz.M, L.itb.M(0.5), L5(0.5) 침은 L5가 핵심인 상태로 루틴하게 시술한다. 이 방식은 와사 환자, 두통 환자, 목, 어깨, 허리 아픈 환자 등에게도 늘 루틴하게 쓰이는 처방이다. 이게 가능한 이유는 골반이 비틀리면서 각종 증상들이 생기기 때문에 비틀림을 잡아주면서 제반 잡증들이 풀리는 것이다. **05-20** 오전 허리, 목, scm. 허리는 자하거 1cc. 어제 낮에는 머리가 개운해서 좋았는데, 저녁부터 오늘 아침에 우측 뒤 측면으로 두통 옴. 전에도 이런 식으로 아팠다고 함. 우측 어깨 견갑골 내측 만져보니 우두둑거린다. 견갑거근의 문제, 후두하근문제가 동반된 두통으로 판단이 된다. R.ct(0.5)를 추가하였다. 이명은 아침에 있었는데 한번 시작되면 1~2시간 정도 소리가 난다고 함. 오후에는 R.ra.IO, B.itb 하였다. **05-21** 오전 허리, 목, scm. 허리는 자하거 1cc. 어제 저녁에 ra 맞고, 저녁에는 전혀 두통이 없었다고 함. 단, 오늘 아침에는 우측 머리에 두통은 없이 귀 주위로 소리가 작게 난다고 함. 계속 고맙다고 함. 이명은 변덕이 심하니 안심하지 말라고 함. 어제 우측 귀의 뒤쪽이 아프다고 해서 R.ct(0.5)를 추가한 게 있었는데, 이것도 작용을 한 것으로 보인다. 오늘까지는 양호하게 진행되고 있다. 역시 환자의 성격이나 그런 것도 중요한 것 같다. 사람이 털털하고 잘 믿고 따라오고 건강염려증이나 속으로 꽁하고 그런 성격이 아닌 사람이다. 오후 R.ra.IO, R.scm.IO, L.itb.M 시술함. "오후에 잠깐 신경 쓰는 일이 있어서인지…" 한다. **05-22** 오전 허리, 목, scm. 허리는 자하거 1cc. 상동치료함. 오늘은 이명이 전혀 없다며, 두통이랑 이명이 같이 안 와서 좋다고 한다. 우측 어깨 견봉 쪽이 뻐근하게 아프다고 해서, tz-itb Link대로 R.gh(0.5) 하니 우측 어깨가 편하다고 한다. **05-25** 월요일이 되었고, 치료를 시작한 지 1주일째이다. 주말에 자침이 없는 상태에서도 안정적이었는지 물어보니 주말에 다 괜찮았다고 한다. 두통도 없고, 이명도 없었다고 또 고맙다고 한다. **05-26** 오전 자침 상동. 두통은 완전히 나은 것 같다고 함. 후두부와 양 귀에서 이명이 잠깐 있었다고 한다. 오후는 R.scm.IO + R.ra.IO 시술함. **05-27** 오전 자침 동일. 오늘 본인이 퇴원하겠다고 한다. 가게 오픈도 해야 하고, 증상도 이만큼이면 살 것 같다면서. 더 길게 가면서 완치시켜보려 했는데 아쉽게 됐다. 1년쯤 지나서 다시 왔을 때 물어보니, 그 이후로 이명은 없었다고 하며, 근래 들어 다시 신경 쓰고 했더니 소리가 나서 미리 치료하려고 왔다고 하였다. 이번에는 통원 2회 치료 후 더 이상 오지 않았다.

153) 49Y, F

49Y, F A0273	C/C	C5-6 경추 통증, 양어깨 통증, 전두통
	TX	MRI 찍고 C5-6 neural foraminal stenosis 진단받음. 입원했다가 수술하라고 해서 무서워서 그냥 나왔다고 함. 그 후 물리치료, 침 맞고 했는데 안 낫는다고 하면서 입원하였다. 첫날 굵은 침 쓰니 다음 날 "안 아프게 놔주세요" 하길래 고치려면 맞으셔야 한다고 하니 그럼 맞겠다고 함. 경추 자체도 아프고 양어깨도 아프고 해서, 엎드려서 L5를 놓고 앞에서 ra를 놔주고 하니 어깨가 풀리고 경추통도 약해졌다. 오늘은 앞 이마가 아프다고 해서 L.ra.lo + R.scm.lo까지 하니 환해진다고 한다. 침으로 할 수 있는 게 너무 많다.

154) 61Y, M

61Y, M A0277	C/C	좌 엉덩이에 V-D 주사 맞고 너무 아프다.
	TX	좌 엉덩이에 V-D 맞은 게 너무 아파서 앉기도 힘들다. L.gma.lo이다. L.itb.lO를 골두에 붙여서 자침하니 금방 안 아프다고 한다. MIO 진단결과지만 있으면 왜 통증이 풀렸는지, 어떤지 고민할 필요가 없다.

155) 37Y, F

37Y, F A0278	C/C	아침에 우측 발을 디딜 때, 우 아킬레스건이 아프다.
	TX	R.gne.lo이어서 그냥 R.ct(0.5) 하니 풀렸다.

156) 60Y, M

60Y, M A0280	C/C	우측 어깨의 통증
	TX	20년 전에 무거운 것을 들다가 우측 팔이 빠진 것처럼 다친 적이 있다면서, 본인 말로는 그 이후로 여기저기 안 아픈 데가 없었다고 한다. 그래서 이거 대체 뭔가 싶었는데, 역시나 루틴하게 나의 처방대로 L5, B.itb, B.tz 등을 놓았는데 2일 있다가 다시 침 맞으러 와서 "잠을 푹 잤다. 보통 3번은 깨야 하는데…"라고 한다.

157) 66Y, F

66Y, F A0282	C/C	설사 수차례
	TX	4일째 설사가 난다고 한다. 평소 1년에 한 번 정도는 복통과 설사로 탈수가 생겨 한 10일씩 입원하고 했다 한다. R.ra.lo(0.5) 시술함. 오후에 확인하니 설사가 멈췄다고 한다. 복직근은 명치 아픔, 위장 장애, 대장 장애, 장폐색증 등에 두루두루 쓰인다. 소화가 된 상태의 변이 나오는데 설사로 나오면 불환금정기산을 1회에 2봉씩 먹는다. 보험약이 약효가 덜해서 복용량을 늘리는 것이다. 소화가 안 된 상태의 변을 설사할 때는 반하사심탕을 쓴다. 10여 년 전에 대장 수술 후 장이 중첩되어 먹을 수도 없고, 대변도 안 나오는 환자를 본 적이 있다. 이미 그런 지경이 되어서 2차 수술을 하고 나서도 변화가 없어서 환자는 콧줄을 끼고 영양제를 섭취하는 그런 상태였다. 양방에서는 환자 상태가 그러하니 더 기다려보거나 다시 수술을 하자고 하였다 한다. 남편분이 급히 필자를 찾아왔다. 결론은 몇 차례의 침 치료 후 위-대장이 풀려서 정상적으로 회복이 되었다. 장폐쇄나 장중첩에 제발 침 치료를 받으시기 바란다.

158) 65Y, F

65Y, F A0283	C/C	좌측 손에 힘이 안 들어온다.
	TX	좌측 손에 힘이 안 들어온다고 해서, 상승모근을 점핑해주면 풀렸던 경험이 있기에 좌승모근이 lo인데도 M으로 점핑을 해주었다. 하지만 전혀 좌 손의 힘에 변화가 없었다. 그래서 다시 R.tz.M을 점핑해주니 그제야 좌측 손에 힘이 들어온다고 한다. 이 환자를 통해서 손의 힘이 없거나 저릴 때에 tz.M인 쪽을 놔야 한다는 것을 배웠다.

159) 55Y, F

55Y, F A0286	C/C	양 무릎 아래로 저리고 시리다.
	TX	10여 회 침을 맞았다. L5(0.5), L.itb.M(0.5), B.gh(처음엔 0.5㎜ 침으로 수차례 자침함, 환자가 좋아졌다고 하고 나서부터는 침의 굵기를 0.4㎜로 함) 이렇게 침을 놔서 좋아지게 되었다. 발 시린 사람들을 침으로 치료할 때에는 자침 전에 발목을 굵은 침을 써야만 한다고 미리 알려줘야 한다. 처음에 양 구허(GB40)를 0.5로 강자극해줘야 냉기가 걷히고 온기가 조금씩 돌게 된다. 물론 양쪽 구허(GB40)를 0.5로 놔도 안 풀리는 경우도 있었다.

160) 73Y, F

73Y, F A0288	C/C	보행 시 좌 종아리, 좌 외과 하연 쪽으로 통증이 온다.
	TX	X-ray를 보니 L4, 5 stenosis이다. 좌측 외과 하 부위가 아파서 잠을 못 잔다고 한다. 좌 발바닥이 절절댄다고도 함. L4, 5(0.5), L.itb.lo, L.prn.lo 자침하였다. 8일 치료하고 통증이 풀려서, 한번도 안 아팠다고 한다.

161) 58Y, F

58Y, F A0293	C/C	10년 된 좌측 이명
(도해)	TX	뒷목, 좌측 어깨 통증, 요통, 우 무릎 통증으로 내원함. 10년 된 좌측 이명으로 세탁기 소리가 나는데, 크게 날 때는 TV 소리가 안 들릴 정도로 크고, 24시간 울린다고 한다. ENT 약을 10년 정도 먹었다고 한다. 먹으면 나른해져서 잠을 잘 수 있다고 한다. 화병 있다. **06-13** 이명 첫 치료. L5(0.5) L.itb.M(0.5), 목 주위, L.scm.IO **06-15** 아직 아무런 변화 없다. **06-16** 오늘 물어보니 소리 크기가 조금 줄었다고 한다. 소리 크기가 줄어가고, 고음이 저음으로 변하는 게 나타날 것이라고 얘기해줬다. **06-17** 소리는 여전히 '쉬이' 하는 소리, 24시간 울린다고 한다. **06-18** 소리 변화 없다고 한다. **06-19** 소리 변화는 없다고 한다. 자기 전에 혼자 조용히 있을 때 소리가 더 커진다고 한다. **06-23** 전혀 변화를 모르겠다고 한다. 퇴원함. 10년 된 이명 치료에 전혀 반응이 없던 케이스였다.

162) 71Y, F

71Y, F A0298	C/C	우 발목 염좌
(도해)	TX	우측 발목이 안쪽으로 심하게 꺾이면서 다침. 양방 가서 반깁스를 하고 왔다. 걸을 때 조금 통증이 있고, 발목 외측이 바닥에 닿으면 아프다고 한다. R.gne.M으로 내측, 외측 2군데를 점핑내주었다. 그리고 바로 걸어보게도 하고 발목 외측을 바닥에 닿게도 해보았는데, 통증이 사라졌다.

163) 64Y, M

64Y, M A0302	C/C	좌측 안면마비
 M I M I I M	TX	동생네 가게 일 도와주고 신경 쓰고 하다가 좌측 안면마비가 왔다. 타 병원에서 치료받았다는데, 필자가 보기엔 별로 회복된 것처럼 보이지는 않았다. 입 삐뚤어진 게 그대로이다. 환자 말로는 그나마 좋아진 거라고 한다. 06-20~07-04, 07-18~08-01까지 치료받음. 치료 10일째까지는 별 변화가 없었다. 그 후 눈, 뺨의 변화가 생기고 입술이 제일 마지막까지 애를 먹였다. 육안으로 정상적으로 보이나 입술을 움직일 때 약간의 감각 저하가 있는 상태까지 치료하고 퇴원하였다.

164) 52Y, F

52Y, F A0307	C/C	양 발목 아래로 시림
 I M I M I M	TX	양 발목 아래로 냉기가 돈다고 한다. "10번 맞아보세요" 하고 시작하였다. 양 구허(GB40)(0.5)를 2번 맞더니 간밤에 양말 안 신고 잤다면서 이야기한다. 양 손목 대릉 약간 위쪽 부위가 화뜩거린다는 것은 좌우 MM을 놔서 신경 자극을 해주었다. 손을 많이 쓴다는데, 우측 엄지손가락 2절 부위가 아프다더니 좀 덜하고, 오늘은 좌 엄지 2절이 아프다고 한다. 그래서 양쪽 독비-슬안(0.5) 투자해주었다. 발 냉증은 이건 몇 차례 해보니 될 사람은 구허(GB40)(0.5)로 2~3회 안에 변화가 오고, 최대 10회 정도 안에 다 잘 풀리는 것 같다. 처음 2~3회에 호전반응이 없는 사람은 결국 더 놔도 안 풀리더라. 회진 가니 환자가 "5번만 더 맞으면 되겠네요." 많이 좋아졌다고 한다. 그때 양말을 벗고 있었는데, 전에는 양말을 벗고 있지를 못했다고 한다. 우측의 고관절 속 어딘가가 무단히 아프다고 한다. 이것은 L.itb.M(0.5) 해주니 아프면서도 시원하다고 한다.

165) 59Y, F

59Y, F A0316	C/C	TA. 몸이 무겁다.
	TX	R.ra.lo + L.itb.M을 놓으니, 우측 다리가 가벼워졌다고 한다.

166) 56Y, F

56Y, F A0323	C/C	좌경비골 하단 접합부 인대손상
	TX	좌경비골 하단의 malleole 쪽 손상인데, 수술 없이 그냥 보존치료중이다. 통증이 발목에서 무릎 측면으로 해서 고관절까지 올라간다고 한다. L.itb.M(0.5)로 며칠 놓으니 통증이 가라앉고 이제 거의 안 아프다고 한다. 천인지를 따라서 통증은 전달된다. 속에 뼈들이 서로 연결되어있어서 그렇다.

167) 80Y, F

80Y, F A0324	C/C	우 어깨 자침 후 통증
	TX	바짝 마른 할머니. 작고 왜소하고 말랐다. 우측 어깨 자침했더니 그게 막 쑤시고 아팠다고 한다. 그런데도 오늘 또 어깨가 아파서 침 맞고 싶다고 하신다. 그래서 L.ra.IO 해주고 오후에 다시 물어보니 어깨가 아무렇지 않다고 이젠 허리 맞으시겠다고 한다.

168) 58Y, M

58Y, M A0327	C/C	좌 다리가 힘이 없다.
	TX	걷는 자세를 보면 힘 있게 걷는 게 아니고 살짝 기우뚱하게 걷는다. 그래서 짝다리를 짚어보라 하니 좌측으로 설 때 힘이 없다고 한다. 그래, itb.IO인 쪽이 힘이 없지. R.itb.M으로 옆으로 누워 강자극하고, 짝다리 짚어보니 힘이 생긴다고 한다. 좌측 대퇴 후면의 뻣뻣함은 조금 개선은 되었지만, 아직 남아 있다고 한다. 우측 엄지발가락은 여전히 그냥 그렇고, 다리 힘은 조금 나아졌다고 한다. 11일 만에 퇴원함.

169) 59Y, F

59Y, F A0328	C/C	발 시림
	TX	**07-13** 발이 시리다는 이야기가 나와 치료하기로 함. **07-15** R.ra.IO, B.gh **07-17** 3일 동안 자침함. 오늘도 아침에 어제 저녁은 어떠셨냐고 물어보았다. 역시 양말 안 신고 잤다고, 고맙다고 한다. **07-18** 어제는 새벽에 발이 시려 양말을 신고 잤다고 한다. 오늘은 구허(GB40) 자침하는데도 영 양쪽 구허(GB40)가 다 아프다고 한다. **07-21** 침 맞을 때 구허(GB40)가 아프다고 하더니 다시 발이 시려져서 이불을 덮고, 양말을 신고 잔다고 한다. 침 맞고 딱 3일 양말 벗었다가, 다시 처음으로 돌아갔다.

170) 26Y, M

26Y, M A0330	C/C	TA. 경추가 아프다.
	TX	뒷목 C5-6-7 부분이 고개를 들고 있으면 아프다. 그냥 누워 있어도 뻐근하다. 등 쪽에서 허리, 목, 어깨 계속 놔도 맨날 똑같다고 한다. **07-17** ra로 복직근을 풀어보자는 생각이 들어서 ra를 자침하였는데, 통증이 줄었다고 한다. **07-18** 어제 ra 자침 후 2~3시간 목이 편했다고 한다. 좌측 엄지손가락, 양 손목이 아프다. R.rf.IO 하니 좌 엄지손가락이 부드러워진다고 한다. R.ra.IO 자침하고 R.rf.IO 자침하였다. **07-20** 침 맞으면 조금 편했다가 똑같이 다시 아프기를 반복. Cervical MRI 촬영함. C4-5 : central disc protrusion C5-6 : central disc protrusion with annular tear 조직의 손상이 온 것은 침을 놔도 놓을 때는 덜했다가, 다시 아프기를 반복한다. 골절, 인대파열, 조직손상 등에서 침은 조금 도움이 되는 정도까지만 가능하다.

171) 26Y, M

26Y, M A0333	C/C	우측 허리, 엉치가 아파서 서지를 못한다.
	TX	X-ray L3, 4, 5가 좁아져 있다. 평소에 허리가 아프다고 한다. 그 어머니도 아팠다고 한다. 엉덩이를 뒤로 엉거주춤하게 빼고 있다. 똑바로 서지를 못하겠다고 한다. 우 엉치가 아프고, 우 대퇴 전면이 당긴다고 하는데, 먼저 L3, 4, 5를 자침하고 서보라고 하니 별 변화가 없다. 그래서 우측 요방형근을 단자하고 서라고 하니 그제야 똑바로 허리를 펴고 선다.

172) 62Y, F

62Y, F A0335	C/C	두통(3~4개월 됨), 이명(2년 됨), 손발 떨림, 좌반신이 시리다.
	TX	X-ray L4, 5의 간격이 좁다. 고개를 젖히면 어지럽다. 좌반신이 늘 시리다. 우측 귀의 이명으로 하루 종일 쇠 깎는 소리가 난다. 양 무릎이 아프다. **07-13** 입원 L5(0.5), R.scm.lo, B.tz, B.itb, L.gh(0.5), L.ra.lo(0.5) 자침하였다. **07-21** 이명 소리가 줄어듦. 좌악관절 통증도 나아지고, 두통 없어지고, 귀에서 자신의 목소리가 울려서 들리는 건 침 맞고 바로 좋아졌다. **08-05** 귓속에서 울리던 소리가 귀 바깥에서 들리는 것처럼 변했다고 한다.

173) 36Y, M

36Y, M A0336	C/C	TA. 우 승모근이 아파서 어깨를 들지를 못한다.
	TX	우측 승모근이 아파서 우측 어깨를 꼼짝도 못 하겠다고 한다. L.tz.M을 강자극 하니 통증이 조금씩 줄었고, R.ralo 하니 통증이 상당히 줄어서 어깨를 들어올리게 되었다. 하지만 병증 개선이 바로 나타나지 않고, 아팠다 풀렸다를 반복한다. Rt. Shoulder MRI Rorator cuff : Diffuse partial tears are noted at posterior belly of the supraspinatus tendon partial tear 정도는 침으로 되는 거지만, SS의 자체 회복 시까지의 시간과 통증을 단축해주는 정도의 의미이다.

174) 51Y, F

51Y, F A0340	C/C	우 발목 경비골 하단부의 통증
	TX	발을 디딜 때에 우측 비골 하단의 뼈가 아프다. R.ct 하니 조금 덜 하다. 하지만 여전히 디딜 때에 뼈가 아프다. R.gh(0.5) 하니 좀 디딜 만하다고 함. L.itb.M, R.ct, R.gh 다음 날 구허(GB40) 놓았을 때 통증이 줄었는데, 집에 가니 다시 아파졌다고 함. Rt Ankle MRI Small hemarthrosis(출혈관절증) in Rt. ankle joint 소견이 나와서, 인대 등의 다른 문제가 없는 상태여서 계속 침 치료를 하였다.

175) 48Y, F

48Y, F A0341	C/C	좌 어깨가 무겁고 아프다.
	TX	물건 나르는 일을 한다. 어깨가 무겁고 아프다. 이러면 ra이다. 혈액순환장애로 인한 증상이다. R.ra.lo + R.scm.lo + R.tz.M 까지 하니 어깨가 바로 가벼워졌다.

176) 38Y, F

38Y, F A0342	C/C	안면마비
	TX	스트레스를 많이 받고, 식사 잘 못 하고 하더니 좌 안면마비가 왔다. 입에서 물이 새고 눈이 아프고 머리가 아프다. 07-30 입원 08-12 눈, 입술에 조금 변화가 오기 시작함. 08-19 정상으로 회복되어서 퇴원함. 젊은 분이어서인지 빠르게 회복이 되었다.

177) 79Y, M

79Y, M A0346	C/C	우측 좌골신경통
	TX	우측 고관절부터 발까지 저리고, 서 있으면 더하고, 앉으면 덜하고… 서면 고관절 환도 자리가 심하게 아파서 걷지를 못하겠다고 한다. 이건 itb + 요추 하니까 전혀 차도가 없다. 발목도 아프다 해서 0.5로 구허(GB40)를 놓았는데 살이 너무 찐득찐득하더라. 아프다는 것을 정확히 물어보니 환도 주위의 이상근 지점을 누르니 심히 아파한다. 그래서 거기를 침으로 난자하니 통증도 줄고, 저림도 줄어서 몇 차례 치료하고 끝났다.

178) 39Y, M

39Y, M A0347	C/C	우 둔부 타박상 후 악순환
	TX	몇 달 전에 우측 둔부를 모서리에 세게 타박 후, 둔부와 다리까지 통증이 생겼다. 저녁때 통증이 제일 심하고, 진통제를 먹다 마약성 진통제까지 먹어야 하는 상황이라고 한다. 편두통이 자주 온다. 두부어혈 치료제 복용하면서 R.scm.lo + L.ra.lo + L5 + R.itb.M + R.gma + R.rf.lo + R.gh 등을 치료하였다. 약 복용 후 두통은 없어졌고, 몸이 가벼워졌다고 한다. 우측 둔부의 통증도 R.itb.M 강자극 몇 차례 후 통증이 사라졌고, 그 후 무릎 아래로 냉기가 온다고 한다. R.itb.M + R.ad + R.rf.lo를 계속하면서 불편한 증상이 대부분 소실되었다. 이 환자는 itb 가 장골의 앞부분으로 쏠려 있는 게 특징이었다.

179) 58Y, F

58Y, F A0354	C/C	좌측 이개혈종
	TX	허리가 아프고 좌슬내측 통증, 머리 아프고 어지럽고 구토가 난다. 양방에서 이개혈종이란 진단명을 받았다고 한다. 뒷목이 많이 아프면 머리도 아프다. L.scm.lo + L.ra.lo 하니, 귀가 시원해진다. 다음 날이 되니, 어제 좌측 귀 뒤에 맞았더니 너무 시원하고 좋더라며, 오늘은 우측 귀에 놔달라고 한다.

180) 66Y, F

66Y, F A0359	C/C	좌측 서혜부 내측 및 고관절의 통증, 우측 어깨 거상 시 통증 및 견봉 통증이 있다.
	TX	tz-itb Link를 보면 좌 고관절-우 어깨로 연결되는 경우이다. 좌측 고관절이 아픈 게 4~5년 되었다. 양방에서 통증이 더 심해지면 수술을 하자고 하였다 함. 앞 이마가 심히 아프다고 한다. L.scm.lo + L.ra.lo + R.itb.M 하니, 머리가 맑아진다. R.itb.M + L.itb.lo로 하는데도 좌 고관절의 통증은 뚜렷이 호전되지 못하였다. 이 환자는 좌우 폐쇄공의 길이가 엇비슷해서 아마도 Itb의 감별에 오류가 있었던 게 아닌가 싶다.

181) 73Y, M

73Y, M A0365	C/C	허리가 아프다고 1년 만에 다시 왔다.
	TX	 양 장골능으로 허리띠까지 아프다고 한다. 좌측 대퇴 후면, 종아리로 쥐가 나고 잘 안 낫는다고 한다. 집에서 부항 뜨고 피도 빼고 했다고 함. 사진을 비교해 보면 골반이 우측으로 더 비틀려 있음을 알 수 있다. Itb는 변하지 않았다. 골반이 더 비틀어져서 오는 통증이다. 치료는 골반의 정렬이다. R.itb.M + L.itb.lo + L3, 4, 5를 하였다.

182) 61Y, F

61Y, F A0366	C/C	뒷목이 당기고 어지럽다. 뒷목의 지방종이 크다.
(diagram: M I / I M / M I)	TX	2010년부터 대뇌동맥협착증 진단받아서 2년마다 MRI 촬영하고 있다 한다. X-ray를 보니 L4, 5 narrowing 상태이다. 오래 앉아 있다가 설 때 허리가 바로 안 펴진다고 한다. L5 + R.scm.lo + R.ra.lo를 놔주었다. 뒷목 당기고 어지러운 것, 허리 안 펴지는 것 다 풀려버리고 나니 그 소리는 한마디도 안 하고 목 뒤에 지방종이 어쩌구저쩌구 한다.

183) 55Y, F

55Y, F A0369	C/C	우측 안면부가 아프다. 우측 뒷목 귀 주변도 아프다.
(diagram: M I / I M / I M)	TX	며칠 전부터 좌측 귀 뒷부분이 번쩍번쩍하는 느낌이 들어서 두통약을 먹으며 버텼다고 한다. 우측 안면부 및 귀 뒤쪽이 아프다고 해도, 자침의 편의를 위해서 L.scm.lo를 자침한다. 이건 혈액순환의 문제이니 L.scm.lo + L.ra.lo에서 풀렸다. 이런 경우에 아픈 부위를 찔러주길 바라는 환자와, 원칙대로 치료하려는 시술자와 종종 실랑이가 벌어진다. 좌측에 침을 놓으니 "우측이 아픈데요?" 한다.

184) 45Y, F

45Y, F A0370	C/C	요통으로 허리 시술 후 차도가 없다.
(diagram: I M / I M / I M)	TX	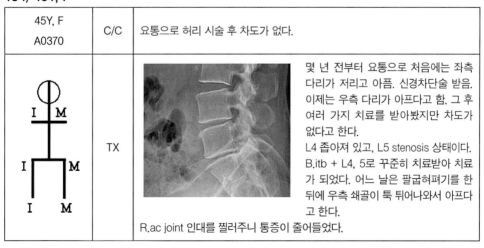몇 년 전부터 요통으로 처음에는 좌측 다리가 저리고 아픔. 신경차단술 받음. 이제는 우측 다리가 아프다고 함. 그 후 여러 가지 치료를 받아봤지만 차도가 없다고 한다. L4 좁아져 있고, L5 stenosis 상태이다. B.itb + L4, 5로 꾸준히 치료받아 치료가 되었다. 어느 날은 팔굽혀펴기를 한 뒤에 우측 쇄골이 툭 튀어나와서 아프다고 한다. R.ac joint 인대를 찔러주니 통증이 줄어들었다.

185) 70Y, M

70Y, M A0373	C/C	TA. 목, 어깨, 허리, 양 무릎이 아프다. 우 어깨가 제일 아프다.
	TX	입원 4일째부터 우측 어깨가 아프다고 한다. 그런데 소파같이 부드러운 데 앉으면 아프다고 한다. 다른 딱딱한 데 앉으면 괜찮다고 한다. 별 이유 없이 아프다고 하면 혈액의 문제이니 L.ra.Io 하니 풀림. "어째 거기다 놔서 풀리냐"고 신기해한다.

186) 53Y, M

53Y, M A0375	C/C	좌 손목 건초염. 우 무릎이 시큰거림.
	TX	좌측 손을 주먹을 쥔 상태로 새끼손가락 쪽으로 구부리면 엄지손가락 양계부위 쪽이 아프다. L.itb.M + L5에서 풀렸다.

187) 55Y, F

55Y, F A0378	C/C	미끄러져 허리, 좌 늑골 후면이 아프다.
	TX	산에 갔다오다 미끄러져 허리랑 좌 늑골 측면, 후면이 아프다는데 2020년 5월에도 오고, 2020년 10월에도 와서 똑같이 좌늑골 후면이 아프다고 하길래 첫날에 등 부위 건부항하고 그 후 침을 계속 놓았는데 통증이 많이 줄기는 했지만 좌측으로 누우면 아프고, 좌늑골 측후면을 누르면 아프다고 호소한다. 허리 쪽 자침에서 너무 안 풀리기에 복근이 복직근, 내외복사근, 복횡근 이렇게 되어 있으니까 그래서 퍼뜩 복근의 문제인가 싶은 생각이 들었다. 그래서 R.ra.IO 자침하는 순간 환자가 눌러보더니 안 아프다고 한다. 오후 치료시간에 어떠냐 하니 약간 아프긴 하지만 덜하다고 한다. 동일하게 자침하였다.

188) 61Y, M

61Y, M A0382	C/C	누워 있으면 허리가 아프다.
  M I M I I M	TX	**10-24** R.itb.M + L.ra.IO 하니 우측 itb에서 발까지 시원해지더니 누워 있어도 허리 통증이 없다고 함. **10-26** 오늘 오니 다시 똑같다고 함. 손, 발바닥까지 저리다고 함. 양 견갑골 내측 통증이 많다고 함. 24일 맞은 거 어땠냐니 그때는 좀 나은 것 같더니 똑같다고 함. **10-27** 계속 놓으니 그제야 효과가 있는 것 같다고 한다.

189) 55Y, F

55Y, F A0384	C/C	우 무릎이 무겁다.
  M I M I I M	TX	자전거 오래 타신 분. 자전거로 출퇴근한다고…. 얼마 전부터 우측 대퇴 슬개골 상단 쪽이 아프고, 우 무릎이 무겁다고 한다. 무겁다는 건 혈액이 정체되어 있다는 신호이다. R.rf.Io + L.ra.IO 하고 무릎을 움직여보라 하니 무거운 느낌이 풀렸다고 한다.

190) 59Y, M

59Y, M A0387	C/C	경추 유합술 후 다리가 힘이 없고 끌린다.
  M I I M M I	TX	침대에서 낙상 후 경추압박 증상으로 경련 일으켜 경추 유합술 시행하였다. 그 후 우측 다리 힘이 없고, 발가락이 자꾸 바닥에 차이는 증상으로 왔다. **10-06** 이때부터 L3, 4, 5, itb, gne, gh, ta를 계속 자침하였다. **10-13** 좀 어떠시냐고 물으니 "별 차도가 없다"고 한다. **10-19** 1주일이 더 지나서, 약을 짓겠다면서 그제서야 얘기를 하는데 침을 맞고서 "우측 다리가 근육도 붙고, 다리 힘도 생기고, 다리도 따뜻해지고, 발목 차이는 것도 좋아졌다"고 한다.

191) 64Y, F

64Y, F A0388	C/C	심한 복부 통증
	TX	뒤로 자빠지고 나서 T11 골절. 서 있으면 명치에 뭔가 매달린 것 같은 통증이 있다. 그래서 ra를 낳는데 침 놓은 자리가 시퍼렇게 멍이 들었다. 그래서 에이, 테이프나 하자 하고 테이핑을 했다. 1인치로 L.ra.Io 복직근 하니 잘 모르겠다고 한다. 조금 있다가 배에서 약간 꾸르륵거린다 해서 2인치로 바꿔서 해주니 그제야 편하다고 한다. 복직근이 위아래로 길다보니 넓은 테이프로 해야 효과가 난다. 오후 치료시간에 와서 "너무 고맙다"고 한다. 계속 치료하였다.

192) 57Y, M

57Y, M A0389	C/C	우 골반, 허리 통증
	TX	어깨 수술 후 입원했는데 우측 itb가 많이 아파서 어깨를 수술한 병원에 가서 검사를 했더니 허리 수술하라고 해서 허리 수술 후 스크류 고정을 하고 나옴. 통증은 전혀 변화가 없다고 한다. 그래서 필자 역시 10-21일에 찍은 X-ray 사진대로, R.itb.M, L3, 4, 5 치료를 했는데 별로 차도가 없다. 어제는 수술 병원에 외진 갔다 왔는데, 조금만 걸어도 심히 아프다고 한다. 옥상에 올라가서 3~4바퀴만 돌아도 통증이 와서 앉았다 다시 걸으면 또 멀쩡하다고 한다. 그래서 혹시나 해서 rf 치료를 해봤다. R.rf.IO + L.rf.M + R.itb.M + L.ra.IO를 놓고, 발침 후에 옥상에 가서 다시 돌아다녀 보고 오라고 함. 편하다고 함. 다시 테이핑까지 함. 다음 날 침 맞은 통증 + 원래 통증 그대로라고 한다. 전혀 차도가 없다. R.ql.M 자침 + 테이핑 : 보행해보니 똑같이 아프다. L3, 4, 5 + S1, S2 : 허리가 가볍다. 우측 itb 근처의 통증은 똑같다. 이럴 수가 없다는 생각에 10월 29일 골반 사진을 다시 찍었다. 헐… L.itb.M으로 나온다. 아주 드물지만 찍을 때의 흔들림이나 자세 등에 의해 자기의 원래 모습이 아닌 반대의 모습이 나오는 경우도 있다. L.itb.M으로 바꾸고 나서 순조롭게 치료가 되었다.

193) 49Y, M

49Y, M A0391	C/C	TA. 버스 추돌 후 양 무릎 불편
	TX	양방병원에 있다가 전혀 차도가 없어서 필자 병원으로 왔다. 무릎이 아픈 것도 아니고, 오래 서 있기가 불편하고 묵직하다고 한다. "묵직하다"라는 표현은 혈액이 정체되어 있다는 말이지…. 그래서 R.ra.lo + R.rf.lo 하니, 두어 번 맞고 풀렸다.

194) 52Y, M

52Y, M A0392	C/C	좌측 어깨 거상 시 견봉 쪽이 아프다.
	TX	양어깨가 거상 시 견봉 쪽이 다 아팠는데, 우측은 금방 풀렸다고 한다. 좌측은 이런 지가 한 2년 되었다고 한다. 좌 어깨 움직임 이상 없다. 거상, 열중쉬어 다 잘된다. 다만 거상 시 견봉에서 삼각근 윗부분으로 좀 아프다. 그래서 먼저 광배근 치고 물어보니 별로다. 그래서 ac-joint가 생각나서 바로 정확히 찔러 강자극하고 거상시키니 "어? 괜찮아요." 그런다. 거상 시 통증에 과거엔 ld, cb를 했는데, 요새 한두 건씩 ac-joint 놔보니 잘 듣는다.

195) 55Y, F

55Y, F A0402	C/C	우 장골능 상단의 옆구리 쪽이 걸을 때마다 울린다.
	TX	걸을 때마다 우측 장골능 위쪽의 옆구리 쪽이 울린다. 외복사, 내복사, 복횡근, 복직근으로 구성되어 있다. 복직근을 자침하여 나머지 근육들도 조절한다. L.ra.lo 하니 풀림.

196) 55Y, F

55Y, F A0403	C/C	앉았다 설 때 허리가 금방 안 펴진다.
	TX	하부교차 증후군대로 대퇴직근 자침하니 바로 허리가 펴졌다.

197) 55Y, F

55Y, F A0404	C/C	좌 햄스트링이 당긴다.
	TX	L.rf.lo + R.itb.M에서 뒷다리가 당기던 것이 편해졌다.

198) 55Y, F

55Y, F A0405	C/C	우측 팔을 들어서 수평으로 내회전 시 통증
	TX	대흉근 자극하고 다시 움직여보니 통증이 풀렸다. 수평 외회전 시의 통증은 극하극을 자침하면 풀린다.

199) 47Y, F

47Y, F A0406	C/C	어깨 통증에 좌우를 같이 놔야 하는 경우
(diagram) M I I M M I	TX	앉아서 주로 컴퓨터 작업을 하는데 어깨 아픈 지는 오래되었다. 옷을 입거나 벗거나 하느라고 어깨가 움직일 때 혹은 뒤로 뭔가를 집으려고 할 때 우 어깨 삼각근의 통증이 온다고 그런다. 그래서 우측 어깨의 주변 근육들 치료해보는데, 자침 시는 풀렸다가 시간 지나면 다시 아프면서 그냥 반복이다. 그런데 보니까 L.ss.IO더라. 그래서 먼저 L.ss.IO만 놓고(환자 왈, "아픈 건 오른쪽인데요." 그런다) 발침 후 옷 입어보라 하면서 확인해보니 풀렸다고 한다. 한의학에 좌병우치, 우병좌치 같은 말이 있는데, 우측 어깨가 아플 때 좌측 어깨를 놔서 풀린다는 것인데 똑같은 부위를 놓으면 안 된다. 동일 근육의 MIO를 가려서 놔야 풀리는 것이다.

200) 53Y, F

53Y, F A0407	C/C	우 고관절 간격이 좁았는데, 수술 받고 옴.
(diagram) M I M I I M	TX	 itb.M인 쪽의 고관절 협착이 잘 생긴다.

201) 55Y, M

55Y, M A0408	C/C	경추 후종인대 골화증
 M I I M I M	TX	 ○○병원에서 경추 후종인대 골화증 진단받은 지 1년 되었다고 한다. 뒤 목덜미, 뒤통수의 두통이 심하다고 함. 목뼈가 항상 아프다고 함. 그래서 L5(0.5) 1분 염전하고, 척추 따라서 경추에서 요추 상단까지 쭉 내리꽂고, 풍부(GV16), 풍지(GB20), 견갑거근 등을 자침하였다. 시원하다고 한다. 침의 효과를 보자마자 발침 후에 면담하겠다고 한다. 자기가 ○○병원에서 진단받고 수술하자고 하는데 어떻게 하면 좋겠냐고 한다. 수술하지 말고, 그쪽에서 경과 관찰은 계속하시고 계속 침 치료를 받으시라고 하였다.

202) 55Y, F

55Y, F A0416	C/C	양쪽 어깨가 자고 나면 뭉친다.
 I M M I M I	TX	L5(0.5) 하니 무반응이다. 양쪽의 tz 점핑을 해주니 시원하다 한다. 다음 날 어제 침 맞고 어깨가 풀리는 듯하더니 오늘은 더 뭉쳤다고 한다. 어제 그냥 양 승모근의 가운데 부분을 점핑한 게 화근이 되었구나. L.tz.M은 가운데 부분을 놔도 되는데 R.tz.lo여서 가운데 부분을 점핑낸 게 더 아프게 되었다. R.scm.lo + L.rf.lo + R.itb.M 하니 스르르 풀린다고 한다.

203) 55Y, F

55Y, F A0424	C/C	좌 무릎 굴신통
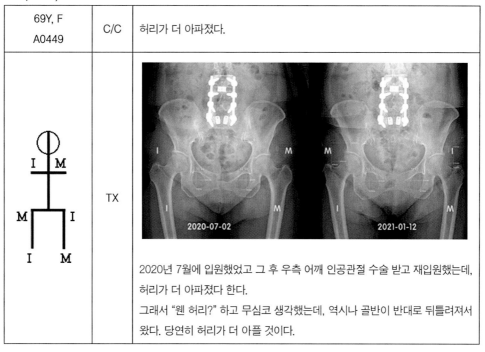	TX	허리, 좌측 무릎, 우측 무릎이 아프고, 평소에 어지럽다고 한다. 좌측 무릎을 구부릴 때 통증이 있다. L.itb.M(0.5) 하고 움직여보게 하니 무릎이 잘 구부러진다. X-ray상 L4, 5가 좁다. 그래서 늘 어지러운 것이다. L4, 5를 자침하였다.

204) 69Y, F

69Y, F A0449	C/C	허리가 더 아파졌다.
	TX	2020-07-02 2021-01-12 2020년 7월에 입원했었고 그 후 우측 어깨 인공관절 수술 받고 재입원했는데, 허리가 더 아파졌다 한다. 그래서 "웬 허리?" 하고 무심코 생각했는데, 역시나 골반이 반대로 뒤틀려져서 왔다. 당연히 허리가 더 아플 것이다.

205) 45Y, F

45Y, F A0450	C/C	퇴원하고 1달 지나서 허리가 아프다고 왔다.
	TX	 한 달 사이에 허리가 다시 아파졌다고 한다면, 역시나 itb의 변화로 골반이 더 비틀려진 경우이다. 최초 내원 시에 찍었던 필름의 itb를 기준으로 해서 자침한다. itb는 언제나 좌우가 반대로 변할 수 있다. CCW이다가 CW가 될 수도 있고, CW이다가 CCW가 될 수도 있다. 다만 이런 변동이 생기는 경우 X-ray가 없으면 감별해낼 수가 없다. 이유 없는 허리 통증의 상당 부분이 골반의 비틀림이다.

206) 50Y, M

50Y, M A0451	C/C	좌측 종골 골절 후 우 어깨 아파짐.
	TX	 처음엔 우 어깨로 목발을 짚어 우측 어깨가 아픈 것으로 생각하였으나, 나중에 핀을 다 빼고 목발을 하지 않아도 걸어다니면 우 어깨가 아프다고 왔다. 그래서 좌 발목이 우 어깨랑 연결(R.tz.IO - L.itb.IO Link)되어서 그렇다고 말해주니, "아! 맞아요. 좌 발목이 아플 때면 우 어깨가 아무 이유 없이 아팠네요"라고 말을 하더라. L.gh를 놓았다.

207) 63Y, F

63Y, F A0452	C/C	불면에 황련해독탕
      	TX	수면제를 먹는 분인데, 수면제를 먹어도 잠이 잘 안 온다고 한다. 황련해독탕과 수면제를 같이 먹으면 상승효과가 있다. 다음 날 잠을 잘 잤다고 한다.

208) 66Y, F

66Y, F A0455	C/C	좌 무릎 구부린 상태로 외회전 시의 서혜부 통증
      	TX	누워서 좌측 다리의 무릎을 구부리고 세웠다가 옆으로 눕힐 때, 좌 서혜부의 통증이 있다. L.rf.M이나 자극을 강하게 하기 위해서 L.rf.lo로 해봤는데, 역시 바로 통증이 풀렸다.

209) 63Y, F

63Y, F A0456	C/C	좌수 5지의 통증
      	TX	새끼손가락이 전부터 아팠는데, 이번에 차가 툭 치고 가면서 부딪치고 나서 더 아프다. 전부터 아팠다 해서, 어혈로 보고 R.ra.lo를 자침하였고 좌 새끼손가락은 좌 다리에 대응되므로 L.gh를 놓았다. 자침 즉시 통증이 사라졌다.

210) 67Y, F

67Y, F A0457	C/C	양반다리 시 무릎이 바닥에서 뜨는 것
	TX	우측 다리를 양반다리를 하고 앉아 있으면 무릎 쪽이 바닥에 안 닿고 떠 있다고 한다. itb인지, rf인지 궁금했는데, itb에서는 크게 호전이 없고, R.rf.lo를 하고 움직여보게 하니 바로 풀리더라.

211) 59Y, F

59Y, F A0459	C/C	좌 4지 통증
	TX	좌 발목 골절로 목발 짚고 다니다보니 좌 4지 손가락이 아프다. 좌 4지는 좌측 어깨에 해당하므로 R.gh 하니 풀림.

212) 63Y, F

63Y, F A0461	C/C	우 엄지손가락의 손등 쪽 부위가 저릿저릿하다.
	TX	우 엄지는 좌측 다리에 해당되므로 L.gh 하니 풀림.

213) 63Y, F

63Y, F A0462	C/C	우측 어깨가 견관절 주위로 해서 아프다.
	TX	오랜 세월 바느질을 해서인지 우측 어깨 아픈 게 고질병이라고 한다. 양 발목이 밤이 되면 시리다. 머리가 몽롱한 지가 5~6년 되었다. 우측 어깨에 여기저기 침을 놔보는데, 침 맞으면 좋아졌다가 다시 아프기를 반복한다. L.itb.M(0.5)을 3~4분간 강염전하니 우측 손이 화끈해지면서 풀린다고 한다. R.gh + R.ra + L.itb.M + L.scm.lo + L5를 놓았다.

214) 75Y, F

75Y, F A0463	C/C	우측 양릉천 부위 통증
	TX	누워서 우측 다리를 좌측으로 비스듬히 들어올리려고 하면, 우측 양릉천 부위가 아프다고 한다. L.itb.M(0.5)를 몇 분간 강자극하고 나니 풀림.

215) 76Y, F

76Y, F A0464	C/C	좌 어깨 거상 시 딸깍 하고 걸린다.
	TX	bb(Biceps brachii), tb(Triceps brachii)를 건드려봤는데도 조금 나아진 정도인데, tz.lO - itb.lo대로 L.gh를 자침하니 풀림.

216) 67Y, F

67Y, F A0465	C/C	좌측 다리가 저리고 아프다.
  M I M I M I	TX	넘어지고 나서 좌측 허리, 고관절이 아프고 양 무릎이 아픔. R.itb.M(0.5) 해주니 저린 게 줄어들고 다리가 가려워진다고 함. 가렵다는 것은 막혔던 혈액이 돌기 시작하면서 일시적으로 생기는 반응이다.

217) 50Y, M

50Y, M A0466	C/C	TA. 우측 손의 힘이 빠진다.
  I M I M I M	TX	tz.M인 쪽이 힘이 빠지면, tz.M을 자침하고, tz.Io인 쪽이 힘이 빠진다고 할 때도, tz.M인 쪽을 자극해야 바로 힘이 들어온다. L.tz.M 하고 "이제 힘 들어오지요?" 물으니 그렇다고 한다.

218) 64Y, M

64Y, M A0467	C/C	우측 4지 손가락을 구부릴 때 통증
  M I M I I M	TX	우측 손 4지를 구부릴 때 아프다고 한다. 우측 손 4지는 우측 어깨이니 우측 어깨 tz의 M-IO를 찾아서 itb에서 M-IO가 같은 쪽의 구허(GB40)를 쓰면 된다. R.tz.M - R.itb.M이어서 R.gh를 놓는데, 구허(GB40)를 놓다보면 2/3쯤 들어가서 뭔가 살짝 막히는 느낌이 드는데, 이때까지는 손가락이 그냥 아프다고 하다가, 그 막히는 느낌을 뚫고 지나가자마자 손가락이 안 아프다고 한다.

219) 63Y, M

63Y, M A0468	C/C	양다리의 비골 경부골절 후 우 종아리 감각이 없다.
	TX	 우측 종아리를 만지면 단단하고, 남의 살 만지듯이 감각이 없다. 종아리 근육을 마구잡이로 난자하였다. 단단한 게 풀리면서 감각이 회복되었다.

220) 68Y, F

68Y, F A0471	C/C	평소 보행 시 잘 넘어지고 양 무릎 통증, 좌 하지 통증
	TX	암 수술을 받고나서부터 체력이 떨어진다. 머리가 빈 것 같고, 다리에 힘이 없고, 어지럽고, 어딘가 부딪치면 멍이 잘 든다. 눈이 복시가 있고, 걸으면 몸이 한쪽으로 자꾸 기운다. 팔물탕 쓰고, R.ra.lo + R.scm.lo으로 11회 치료함. 회진 시 사물이 두 개로 보이고, 자꾸 몸이 한쪽으로 기울어졌는데 이제는 사물이 하나로 보이고 똑바로 서게 되었다고 한다.

221) 47Y, M

47Y, M A0472	C/C	양측 AVN 후 인공관절 수술 후 좌우 무릎 통증
	TX	AVN(Avascular Necrosis) 수술 후에 아무래도 보행이 자유스럽지 않다보니, 좌우 무릎 통증이 있다. 우측 무릎의 pl 부위가 가만히 있어도 쑤신다. R.itb.M + R.it.lo + R.ct.lo를 놓았다. 주동 길항으로 생각할 때, pl의 반대 부위가 햄스트링이므로 R.it + R.ct를 놓은 것이다. 오후에 확인하니 통증이 사라졌다고 한다. 그런데 무릎이 무겁다하여, Lra.lo 하니 가벼워졌다. 어깨가 무겁거나, 다리가 무겁거나, 몸의 어딘가가 무겁다고 할 땐 ra를 자침한다.

222) 60Y, F

60Y, F A0474	C/C	어지러워 못 걷겠다.
M I M I I M	TX	허리와 골반이 아파서 30분 이상 못 걷겠다. 2년 전부터 걸을 때 몸이 좌우로 흔들흔들한다. 서 있으면 호흡이 불편하고, 좌측 가슴이 불편하다. 화병이 있고, 불면이 있다. 자꾸 쓰러지려고 해서 입원상태로 관리하기가 어려워, 하루 만에 양방 검진을 받게 하였고, 경추의 시술을 받고 와서는 어지러운 게 없어졌다.

223) 16Y, M

16Y, M A0475	C/C	벤치프레스 후에 좌 어깨 통증
I M I M I M	TX	벤치프레스를 하고 나서 좌측 어깨가 아프다는데, 견관절의 후면 상단 부위로 통증이 온다고 한다. 그리고 열중쉬어 자세도 좀 불편한 것 같다고 한다. L.gh, R.ss, L.itb.M 별 호전이 없다. 그래서 L.tz.M이니 L.ss.M을 자침하여 침 끝이 뼈에 닿을 정도로 자극을 여러 번 하고 움직여보라 하니 덜 아프다고 한다.

224) 37Y, F

37Y, F A0476	C/C	좌 손목 양곡(SI05) 부위의 통증
M I M I I M	TX	오토바이 쓰러질 뻔한 것을 억지로 잡아 세우느라고 통증이 발생하였다. 1차 양노혈 괜찮다. 하루 지나니 다시 아프다. 2차 어깨, 허리까지 다 보자고 생각함. L.gh(어깨와 itb가 같은 쪽끼리 반응하기 때문에 L.tz.io 이니 L.itb.io인 쪽의 구허를 선택). L.itb.io, R.itb.M 자침 후 잠시 유침하면서 통증 부위를 만져보라고 함. 통증이 없다고 한다. 조금 시간이 지나서 다시 만져보고는 통증이 없다고 한다. 금방 전까지 아팠는데 하면서. 그래서 하나 더 추가해보기로 하고 L.ss.io 자침하고 유침 15분 정도 하고 발침함. 발침 후 통증 없다고 함. 다음에 전화 와서 1번만 더 맞으면 깔끔하게 나을 것 같다고 하는데, 그 후 별 이야기가 없었다. 바이크가 쓰러지려 하는 걸 무리하게 당기면서 좌 양곡 부위 통증이 온 것으로, 손목만의 국소 원인이 아니어서 다시 아파진 것으로 보이고, 손으로 바이크를 잡아당기면서 양 다리로 엄청 순간적인 힘을 쓴 상황이었을 것이다. 이렇게 어떤 병증을 볼 때는 다쳤던 당시의 자세를 생각해보고 그에 관련된 상지, 하지, 요추 등을 같이 보는 게 맞다.

225) 55Y, M

55Y, M A0477	C/C	앉았다 설 때에 허리가 아프다.
M I / I M / M I	TX	하부교차 증후군의 증상이다. R.rf.M + L.rf.Io로 풀렸다.

226) 63Y, F

63Y, F A0478	C/C	TA. 우 어깨, 좌 다리의 감각이 저하됨.
M I / I M / M I	TX	우 어깨가 아프다. 앉으면 어지럽다. 좌 다리 감각이 떨어진다. R.ra.Io 하고 어지러운 것이 어떠냐 하니 "잘 모르겠다. 앉아봐야 알 수 있겠다"고 한다. 그래서 앉아보게 하니 "약간 어지럽다." 그래서 "그러면 허리에 하나 더 맞아라" 하고 L5(0.5)를 놔주었다. 오후 치료시간에 "신기하다. 좌 다리 감각이 돌아오고, 어지러운 것이 좋아졌다"고 한다.

227) 50Y, M

50Y, M A0488	C/C	우측 무릎 통증
I M / M I / I M	TX	좌측 슬관절의 내측 반달연골파열로 수술하고 재활 중이다. 아무래도 좌측 다리에 힘을 주고 딛지를 못하니 우측 무릎의 통증이 또 나타난다. 우측 무릎을 구부리고 펼 때 뚝뚝 소리가 난다. 펼 때 아프다. R.rf.IO 해주니, 무릎이 엄청 부드러워졌다고 한다.

228) 70Y, M

70Y, M A0490	C/C	목, 우 어깨, 허리, 우측 무릎, 좌측 무릎이 아프다.
	TX	우측 무릎 내측통으로 OS 다녀도 안 낫는다면서 왔다. 앉았다가 서면 바로 걷기가 불편하다고 한다. R.rf.IO + R.ad.Io 한 번 맞고 가더니 많이 좋아졌다 한다.

229) 56Y, F

56Y, F A0491	C/C	좌 대흉근 insertion 부위가 아프다고 한다.
	TX	좌측 팔을 올리는 건 되는데 뒤로 휘돌리는 자세를 하면 좌 대흉근 insertion 부위가 아프다고 한다. L.tz.IO이므로 itb.IO인 R.gh(0.4)로 자침하니 들어가다 걸린다. 이걸 뚫고 지나가야 한다. 뚫는 순간 환자가 "끙"하며 아파하는 소리를 낸다. 뚫고 나서 염전을 하면서 좌 어깨를 돌려보라 하니 "어깨가 조금 부드러워졌다"고 한다. 그래서 "조금밖에 안 부드러워졌나?" 하고는 다시 좌측 ac-joint 자침해주었다. 한국말의 특성이 표현에 인색함이 묻어난다는 데 있다. 치료를 하다보면 드라마틱하게 좋아지면 "신기하다" 정도의 표현을 하고, 본인이 아프다는 것을 안 아프게 해주면 흔히 하는 말이 "조금 나았어요"라고 한다. 그래서 그 말에 대해 진짜 조금밖에 안 낫고, 아직도 많이 아프냐고 넌지시 물어본 것이다.

230) 62Y, F

62Y, F A0492	C/C	우측 뒤 목덜미가 당김.
	TX	R.tz.M이어서 R.tz.M 점핑하고, R.ss.M을 심자해서 작탁을 해주고 움직여보라 하니, 바로 안 당긴다고 한다. 원장님 손만 가면 안 아프다고….

231) 28Y, F

28Y, F A0493	C/C	생리통
	TX	생리통이 오면 심하게 아파서 응급실을 다녔다고 한다. 평소 하복부가 냉하고, 생리 때가 되면 속이 메슥거리고, 복부, 허리가 아프다고 한다. R.scm.lo + L.ra.lo 풀림 생리통도 너무 쉬운 증상이지만, 이것도 진통제나 먹기에….

232) 50Y, M

50Y, M A0494	C/C	좌 무릎 연골파열 수술, 우 목, 어깨 결림, 우슬내측통
	TX	 27년 전에 허리디스크 수술한 후로 소변이 졸졸 나오게 되었다고 한다. 척수신경의 L3가 방광으로 가기에, 오전, 오후에 L3(0.5) 자침. 그 후 몇 달을 치료하였다. 소변이 시원하게 나온다. L3, 곡골 자침하여 소변보는 게 많이 좋아졌다고 한다. 잔뇨감 그런 게 많이 좋아졌다고 한다.

233) 51Y, M

51Y, M A0495	C/C	산행하다 우 발목 염좌, 우 어깨관절 통증, 요통
(M I / I M / I M diagram)	TX	우측 발목 염좌로 inversion 시에 통증 있다고 하여 R.gh를 놓고, 우측 어깨의 삼각근 부위가 아프다고 해서, tz-itb로 연결해서 L.gh(0.5)를 놓는데, 우측 구허 (GB40)는 그냥 쑥 들어가는데, 좌측 구허(GB40)는 뻐근하게 들어가더라. 구허를 잠시 제삽, 염전하고 우 어깨를 움직여보라 하니 "신기하다"를 연발한다. 다친 부위가 우측 어깨이고, M-M Link로 우 어깨의 병증이 있으니 좌 구허 (GB40)가 뻐근한 것으로 이해가 되었다. 오후 치료시간 때 와서 "기가 세시네요?" 한다. 무슨 단전 같은 기 운동 같은 거 하셨냐고 물어보니 "숨 쉬기 운동했다"고 농담을 한다.

234) 51Y, M

51Y, M A0496	C/C	양측 종골 골절로 수술함.
(I M / M I / M I diagram)	TX	서 있다가 누우려면 등이 아프다. T12 주위로 아프다. 누우면 등이 아파지고, 그게 풀려야 편해진다고 한다. 허리, 등 쪽에 여러 번 자침해도 변화가 없다. L.ra.lo 자침해주니 그제야 풀린다고 함. 복직근과 T12는 한 팀이다.

235) 54Y, F

54Y, F A0497	C/C	TA. 뇌진탕
(M I / M I / I M diagram)	TX	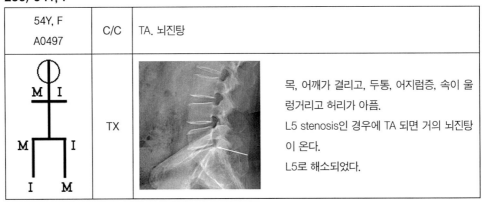 목, 어깨가 걸리고, 두통, 어지럼증, 속이 울렁거리고 허리가 아픔. L5 stenosis인 경우에 TA 되면 거의 뇌진탕이 온다. L5로 해소되었다.

236) 55Y, F

55Y, F A0498	C/C	태양혈 부위 통증, 눈알을 못 돌리겠다.
 I M I M M I	TX	두통이 오면 BP 140~150이 되고, 두통이 감소하면 BP 120이 된다고 한다. R.scm.IO + R.ra.IO + B.gh로 풀림. 눈알을 좌우로 끝까지 돌리지를 못했는데, 끝까지 돌려도 아무렇지가 않다.

237) 55Y, F

55Y, F A0499	C/C	좌 검지 손끝만 저리다.
 M I M I I M	TX	좌측 검지는 우측 어깨에 해당되니 우측 어깨에 해당되는 IO를 itb에서 찾아서 동일한 쪽의 구허를 자침하면 된다. R.gh를 선택할 수 있다. 우측 어깨는 R.tz.M이니 여기서 극상근, 상승모근의 tp를 쳐서 좌 검지로 보내 는데, tz.M인 쪽을 자침하면 tz.IO인 쪽의 손으로 작용한다. 그리고 좌측 검지 는 좌측 어깨에 매달려 있는 것이니 L.tz.IO이니 L.itb.IO이어서 L.gh를 선택할 수도 있다. 오전에 1번, 오후에 1번 맞고 풀어졌다.

238) 53Y, M

53Y, M A0500	C/C	누우면 우측 팔이 저리다.
 M I I M M I	TX	누워서 우 어깨, 견갑골이 눌리면 우 팔꿈치가 끊어지게 아프다. 운전 시 핸들 을 돌리거나 할 때도 그렇다고 한다. 양의사가 경추디스크라고 그랬다고 한다. 그냥 눌러서 그 증상이 뜨면 근육의 문제이다. R.is, R.ss를 자침하고 누워보라 하니 저림이 없다고 한다. 혹시나 해서 R.tz.Io이고 R.itb.Io이어서 R.gh를 자침해서 우측 어깨 쪽으로 신 호를 보내고 마쳤다.

239) 34Y, M

34Y, M A0501	C/C	좌 손 4지 끝 마디가 저림.
	TX	수지침에서 좌 손가락 4지는 좌 어깨에 해당하고, 4지 손가락의 끝은 좌 손목에 대응된다. tz-itb Link를 따라서, L.tz.M이니 L.itb.M에서 선택해서 L.gh가 들어간다. 자침하고 바로 풀림.

240) 52Y, M

52Y, M A0503	C/C	좌측 양곡(SI05) 부위가 아프다.
	TX	좌측 양곡(SI05) 부위를 손으로 누르기만 해도 아프다고 한다. 이 환자의 MIO 진단에 따라, tz-itb 연동에 의해 좌측 양곡 부위는 우측 다리의 발목에 해당한다. B.itb + R.gh + L.tz.M를 자침하고 "만져보세요" 하니, "어? 안 아프네요" 한다. itb-tz Link의 연동(tz.M이면 itb.M인 쪽의 구허를 자침, tz.IO이면 itb.IO인 쪽의 구허를 자침하는 것을 말한다).

241) 54Y, F

54Y, F A0504	C/C	우측 어깨를 휘돌리려면 불편하다.
	TX	우측 어깨를 뒤로 휘돌리려면 삼두박근 쪽이 불편하다. 삼두박근 자침해주니 풀림. 다음 날에 와서 이번에는 삼각근 위쪽이 아프다고 해서 풀어줌. 자꾸 여러 날 와서 우측 어깨 어딘가가 불편하다고 하소연한다. 어느 날 와서 우측 대퇴 서혜부가 아프다고 한다. '아! 병인이 다리에 있구나' 하고, "오늘은 다리에 놓을 겁니다. 다리에 놓고 나서 다리도 풀리고, 어깨도 풀릴 겁니다" 하고 R.rf.lo 해주니 어깨와 서혜부의 통증이 말끔히 풀렸다.

242) 55Y, F

55Y, F A0507	C/C	뇌경색으로 인한 손 저림, 움직임 불편
M I / I M	TX	좌측 팔의 감각 저하, 손가락 굴신이 어색하다. 다리는 그래도 괜찮다고 한다. 어지럽다. R.scm.lo + B.itb + R.tz.M + L.tz.lo + L.mm + B.gh + L5 손가락이 말리는 증상은 큰 호전은 없고, 전체적으로 상태가 개선되어서 퇴원함.

243) 52Y, M

52Y, M A0508	C/C	당뇨로 양 발목 이하 부종 및 통증과 저림
I M / I M	TX	DM으로 좌측의 엄지발가락이 절단되어 있다. 양 하지가 부어 있고, 좌발목 inversion 시 통증 있고, 만지면 찌릿하다. 당뇨병성 신경병증으로 오는 하지의 문제 및 보행곤란 등의 증상에 rf 치료를 하면 매우 많이 호전된다. B.itb + B.rf + B.gh + B.태충(LR03), B.속골(BL65) 자침하였다. 발목의 부종은 쏙 빠졌고 저릿한 느낌은 남아 있는 상태로 퇴원함. 당뇨병으로 인한 후유증에 아주 잘 듣는다.

244) 56Y, F

56Y, F A0511	C/C	좌 손 2, 3지와 우 손 4, 5지가 잠잘 때 저리다.
M I / I M	TX	이렇게 볼 때, 손가락의 대응 부위를 살펴보면 좌 손가락 2, 3지는 척추와 우측 어깨이고, 우 손가락 4, 5지는 우측 어깨, 우측 다리이다. 이 환자는 척추와 우 어깨, 우 다리에 문제가 있는 것이다. R.tz.M + L.gh를 놓고 R.gh + R.itb.lo를 놓았다. 다음번에 치료받으러 왔을 때, 어땠는지 물어보니 풀렸다고 한다.

245) 55Y, F

55Y, F A0512	C/C	좌 엄지손가락에 힘이 없다.
(diagram)	TX	좌 엄지에 힘이 없어서, 좌 엄지손가락으로 검지손가락을 서로 누를 수가 없다고 한다. 그래서 보니 엄지, 검지 사이 근육이 불거져 있는 모습이다. 그래서 어디가 아픈가 해서, 엄지손가락 2절 부위의 손바닥 쪽을 누르니 그 부위가 아프다고 한다. 이것은 좌 엄지 2절-우 다리의 무릎에 해당되는 것이다. 그래서 R.gh + R.pl.P(독비-슬안 투자)를 하고 움직여보라 하니 통증이 줄어서 엄지, 검지를 서로 눌러도 덜 아프다고 한다.

246) 77Y, M

77Y, M A0513	C/C	TA. 좌 어깨 통증이 AM 3~4시경에 심함.
(diagram)	TX	통증이 새벽에 심하다는 건 혈액의 문제가 많다는 것이다. L.gh, R.tz.M, L.ra.lo로 자침하였다. 좌 검지 끝 감각이 저리다. 이것은 R.gh, R.tz.M을 자침하였다. 어깨 통증은 해소되었고, 검지 저림은 약간 남았다고 했는데, 시간이 지나 몇 번 더 치료 후에 없어졌다.

247) 61Y, F

61Y, F A0514	C/C	승모근의 통증이 심하다.
(diagram) M ⊙ I M I M I	TX	처음에 좌측 승모근이 식사하거나 팔을 움직이거나 뻗거나 하면 심하게 당기는 느낌과 통증이 오면서 눈물이 날 정도라고 한다. 그러면 바로 누워 있어야 진정이 된다고 한다. 그래서 양방병원에 가서 진찰받으니 경추 디스크라고 수술하자고 해서 수술을 했다. 그 후 좌측의 통증은 덜해졌다고 한다. 그래도 증상이 조금은 남아 있다는데, 갑자기 우측 어깨에 똑같은 증상이 나타나서 조금만 움직여도 꼼짝을 못 할 정도로 당긴다고 한다. 얘기를 듣다보니 화병, 스트레스로 진단하여 한약도 정신성 어깨 통증 약을 쓰면서 치료를 하였다. 스트레스성으로 오는 것이니, 뇌혈류, 복강혈류를 활성화시키고, 척수액의 흐름도 잡아주어야 한다. L.ra.lo, L.scm.lo, L.gh, B.tz로 좋아지고 있다. 오늘은 점심식사 때 어땠나니 괜찮았다, 낫고 있는 것 같다 한다. "어깨, 머리가 가벼웠으면 좋겠다" 해서 오늘은 허리에 놔주겠다 하고 L5, B.gh, B.itb 하고 고개를 들어보라 하면서 "어때요? 머리가 새털처럼 가볍지요?" 하니 또 "신기하다"를 연발한다. "신기한 게 아니고, 과학이라니까요, 과학!" 밤에 말똥말똥해서 잠을 잘 못 자는데, ra 맞은 날 밤엔 푹 잘 잤다고 한다. 말끔히 치료하고 퇴원하였다.

248) 55Y, F

55Y, F A0515	C/C	우측 어깨부터 팔꿈치로 손가락까지 아프다.
(diagram) I ⊙ M M I I M	TX	우측 어깨 삼각근에서 팔꿈치로 새끼손가락 쪽으로 아프고 저리다고 한다. 이건 "다리에 침을 놔달라"는 말이다. B.rf 하니 풀렸다.

249) 56Y, M

56Y, M A0516	C/C	양 어깨가 심하게 아프다.
	TX	TA로 타 병원에서 치료받았는데, 양 어깨가 아픈 게 안 풀려서, 본원에 외래로 다니면서 한참 치료하고 갔는데, 몇 달쯤 지나서 다시 또 어깨가 아프다고 왔다. 분명 그때 다 고쳐주었는데 또 아프다니? 어떻게 아픈지 물어보니 요새 회사일로 스트레스 많이 받고 나서 어깨가 다시 아프다고 한다. 이건 스트레스로 인한 어깨의 통증이다. 스트레스로 인한 어깨 통증은 혈액순환이 답이다. L.ra.lo 하니 시원하다면서 갔다.

250) 55Y, F

55Y, F A0517	C/C	목디스크, 좌측 손 2, 3지가 저리고, 허리 좌측으로 저림
	TX	좌측 목-어깨 라인이 계속 아프다. 우측 견관절 주위로 거상 시 불편하다. 그래서 우측 어깨 광배근 점핑해주니 어깨 거상하는 게 낫다고 한다. 그런데 "침을 맞으면 덜 아팠다가, 안 맞으면 또 아프다"고 그런다. 그렇다면 이것은 병의 원인이 어깨에 있는 게 아니다. 그래서 supine으로 눕게 해서, R.rf.lO 하고 우측 어깨 돌려보라고 하니 안 아프다고 한다. 그런데 혈액순환 잘되게 배에도 놔달라 해서 ra 놓을 생각이 없었는데 최초 itb를 기준으로 R.ra.lo 하면서 어깨가 가벼워지냐고 물어보니 가벼워진다고 한다. 그러면서 눈이 선명해진다고 신기하다고 한다. 역시 혈액순환의 문제로 인해 좌 목덜미가 아프고, 우측 어깨가 우측 대퇴에서 기인한 것이다.

251) 62Y, F

62Y, F A0518	C/C	좌측 견갑골 내측의 통증
	TX	며칠 전부터 좌측 견갑골 내측의 통증이 깊은 곳에서 느껴지는 것 같다고 한다. 해당 부위를 눌러보니 T3, 4, 5 부위의 압통이 심하다. 심장 쪽 문제구나 판단되었다. 해당 부위 cupping 해주고 R.ra.IO 하니 많이 풀어졌다. 천왕보심단 처방 3일분 하니 가슴 답답한 게 많이 좋아졌다고 한다. 좌측 둔부에서 종아리까지 아프다. 이럴 때 앞부분에서 대퇴부를 자침해서 푼다. B.rf, B.itb, ra, scm 치료하니 좋다고 오후에 다시 봐달라고 한다.

252) 45Y, F

45Y, F A0519	C/C	침대에서 일어날 때 양쪽의 장골능이 아프다.
	TX	좌우 장골능이 다 아프다고 하는 것은 복직근의 방사통이다. 침대에서 일어나려고 움직일 때 허리가 아픈 건 요방형근이다. L.ra.IO 하고 다시 일어나보라 하니 통증이 없어졌다.

253) 64Y, M

64Y, M A0520	C/C	시력저하
	TX	좌측 눈은 오래전부터 망막출혈로 인한 시각장애로 거의 안 보인다고 함. 5월 말경 갑작스럽게 우측 눈이 뿌옇게 됨. 한 달 정도 치료하고, 조금 나아진 정도로 뚜렷하게 호전된 것은 없다고 한다. 운전하고 다녔었는데, 현재 상태로는 운전을 할 정도는 아니라고 한다. 양방 검사해보니 혈전이 안동맥에 잠시 막혔다가 지나간 것 같다고 함.

254) 55Y, F

55Y, F A0521	C/C	우측 손이 저리다. 우측 손가락 관절 마디가 다 아프다고 한다.
	TX	MIO 진단에 의거해서 우측 손이 저리니, 우측 어깨로 가는 것에 대해 집중한다. R.tz.IO이니 itb.IO인 쪽인 우측의 R.gh를 놓고, 우 손이 저리므로 tz.M인 쪽인 L.tz.M을 자극한다. 그리고 골반 균형 잡기 위해 B.itb 치료한다. 이렇게 치료를 한다. 우측 손이 밤낮없이 저리다. 지금도 저리다 했는데 이렇게 놓고 나서 "저린 것 어떠냐?"니 "괜찮다!"고 한다. 이렇게 한쪽의 tz, itb, rf가 다 IO인 상태로 나오는 경우가 가장 흔하게 환자들이 말하는 "나는 아프면 한쪽 반신이 다 아파요" 하는 경우에 해당된다.

255) 55Y, F

55Y, F A0522	C/C	두통이 심하다, 밤낮없이 배가 아프다.
	TX	2~3년 전부터 두통이 자주 온다. 응급실에 가서 2주 입원해서 각종 검사를 했는데 이상이 없다고 나온다. 주사를 주르륵 놓는데 가서 믿고 맡겨달라고 해서 3개월 치료하니 괜찮아졌다. 그런 후에 어쩌다 아프면 한번 가서 주사를 맞고 했다. 그러다 어지럽고, 토하고 해서 내과에 가서 약을 먹었더니 하나도 안 들더라. 그래서 다시 주사 맞는 데를 가려다가 왔다고 한다. 증상을 물어보니 두통, 우측 발끝이 저리고, 쥐가 자주 난다. 밤낮없이 배가 아파서 입맛이 없다. 대변은 매일매일 본다. L5 stenosis 이다. R.scm.Io + L.ra.IO + B.itb + R.gne + L5 + C7을 자침하니, 머리가 개운해졌다. 복부의 음영이 심하다. 이 부분은 변비약을 먹여 숙변을 제거시켰다. 며칠 동안 치료를 하면서 이것저것 이야기하다보니 사람으로 인한 화병이었다. 화병 약을 투약하면서 침 치료 중이다. 두통은 강도가 많이 약해져서, 처음으로 머리가 살짝 아파서 타이레놀을 먹었더니 두통이 없어지더라고 한다. 전에는 타이레놀 먹어도 두통이 가라앉지를 않았다고 한다. 이 환자 얼굴이 불그레한 상태로 왔었는데 1달 넘게 치료해가면서 얼굴의 붉은 기운도 조금씩 연해지고 있고, 잠도 잘 자고, 밥도 잘 먹고 하면서 서서히 치료되어가고 있다.

256) 53Y, F

53Y, F A0523	C/C	좌측 팔이 열중쉬어 자세가 안 된다.
	TX	환자를 도와주는 보호사 한 지가 5년째이다. 전에는 좌측 어깨가 조금 아프다가 풀리곤 했는데, 이번엔 3주째 안 풀리고 계속 아픈 상태이다. 좌측 어깨를 거상 시 최대로 안 올라가고 150° 정도 올라가고, 더 올리려면 아프다. 열중쉬어가 안 된다. 하려면 삼각근 전면 쪽이 당긴다. 열중쉬어 자세는 극상근과 극하근이 거의 지배하는 것이다. 팔의 거상이 안 된다 해서 L.ld를 자침하고, L.tz.M이어서 L.ss.M을 자침하고 더불어 근육이 MIO가 혼재되어 있는 경우도 많기 때문에 L.ss.IO도 같이 자극하였다. L.itb.M + L.gh 하고 나서 L.ss.M 자침 시 크게 변화 없고 전삼각근 부위가 당긴다고 한다. 그런데 몇 군데 침을 놓으면서 환자를 쳐다보니, 침 맞는 걸 힘들어한다. 그래서 infraspinatus 에는 침을 더 놓으려다가, cupping 하고 1분 정도 흔들어주었다. 그리고 L.tz.M을 견갑골에 닿을 만큼 깊숙이 강하게 자극을 주고 나니, 그제야 거상도 좀 나아지고 열중쉬어도 조금 더 되었다.

257) 64Y, F

64Y, F A0525	C/C	좌측 목줄기를 따라 뒷목에서 어깨, 팔까지 아픔
	TX	좌측 눈의 시력이 나쁘면 고개가 우측으로 돌아간다. 고개가 우측으로 돌아가면 좌측 목줄기(승모근, 사각근, 견갑거근 등)가 당긴다. 그래서 처음에는 좌측 견갑내측 부위가 고개를 좌로 돌리면 아프다고 한다. 그래서 여기를 침도 놓고, 습부항도 한 번 하고, 도수치료도 받고, 내가 CRT로 문질러주기도 했는데, 조금 개선은 되는데, 통증은 그대로 남아 있다고 하더라. 옆으로 눕게 해서 R.itb.M(0.5)로 1분쯤 하고 고개 돌려보라고 하니 부드럽다고 한다. 다시 1~2분을 더 염전하고, 고개 돌려보라 하니, 그제야 "진작 이렇게 놔주지!"라고 한다. R.itb.M(0.5) 강염전에서 풀린 것인데, 단순 근육 걸림이 아니라 경추의 비틀림이 오래되어 그 경추에 붙어 있는 승모근, 견갑거근 등이 만성적으로 굳어져 있는 상태였던 것이다. 이런 경우에는 간간이 아팠다, 안 아팠다 하다가 높은 베개를 베거나 일을 많이 하고 나서 어깨 근육통이 오고, 피로가 누적되면 쉽게 증상이 나타나게 된다.

258) 42Y, F

42Y, F A0528	C/C	우측 팔에 힘이 안 들어간다.
	TX	우측 하완 부위를 만지작거리며, 우측 팔이 아프고 힘이 안 들어간다고 한다. 하는 일을 물어보니, 무거운 것을 많이 들고 서서 일한다고 한다. 그래서 L.tz.M(점핑 안 남), L.rf.lo를 해주니 조금 힘이 들어간다고 한다. "좌측 손에 비해서 아직 힘이 약하나?" 약하다고 한다. 다시 L.tz.M을 빼고 점핑해주니 그제야 힘이 들어온다고 한다. 근육을 자극 시에 jumping 반응이 나는 것은 해당 근육을 정확히 100% 타격했다는 의미이다.

259) 52Y, M

52Y, M A0530	C/C	좌측 엄지손가락의 바닥 부분에 열상 후 물건 집을 때 힘이 없고 저릿하다.
	TX	좌측 엄지손가락의 손바닥 쪽이 찢어져서 봉합수술을 받고 회복 중이다. 좌 엄지는 우측 구허(GB40)에 해당되고, 좌 엄지손가락은 좌 어깨에 달려 있으니 우 발목, 좌 어깨를 선택한다. R.gh, L.tz.M, B.itb 첫날 치료 시부터 시원한 느낌이 든다고 한다. 몇 차례의 치료 후 손가락의 힘이 거의 다 회복되었다.

260) 71Y, F

71Y, F A0531	C/C	계단에서 넘어져 굴러서 머리, 어깨, 허리 아프고 눈이 피곤한 느낌이다.
	TX	이것은 타박손상으로 TA처럼 충격을 받아서 아픈 것이다. 첫날은 머리가 많이 아프다고 해서 L5(0.5)를 하니 머리가 가벼워졌다고 한다. 타박상이나 TA 후의 두통은 X-ray를 찍기 전이라도 일단 먼저 L5를 자침하여 두통을 치료할 수 있다. 다음 날 X-ray 촬영하고 그에 맞춰서 ra + scm 치료를 2일간 하니 머리가 다 맑아졌다. 그러고 나니 평소 안구건조증이 심하다고 이야기를 한다. 안구건조증은 Lacrimal gland의 기능 저하로 눈물을 덜 만들어내서 생기는 증상으로, Lacrimal gland에 혈액공급이 약하다는 의미이다. 뇌 쪽으로의 혈액공급이 원활해지면 Lacrimal gland의 기능도 회복되면서 안구건조가 사라진다. B.itb + L.ra.lo + L.scm.lo 머리는 너무 좋아졌고, 안구건조증도 50% 이상 좋아졌다. 아침에 눈이 뻑뻑해서 힘들었는데, 그게 좋아졌다고 한다.

261) 45Y, F

45Y, F A0532	C/C	TA. 등, 허리가 아프다.
	TX	X-ray상으로 허리가 특별히 좁아진 곳이 보이지 않는다. 허리, 등이 아프다고 하는 것은 복직근의 문제이다. 특히 이렇게 전만된 허리에서는 흔히 나타난다. L.ra.lo 해주니, 좋다고 다음에 또 놔달라고 한다. APT(Anterior pelvic tilt)는 주로 대퇴직근의 과도한 긴장으로 인해서 나타나게 된다. ra뿐만 아니라 rf를 써도 가능하다. 통상 이런 경우에는 ra-rf Link를 이용해서 같이 자침하면 좋다.

262) 53Y, F

53Y, F A0534	C/C	좌측 허리 통증, 좌측 목덜미가 아파서 고개를 젖히기가 힘들다.
	TX	좌측 허리 바깥쪽이 아프다. 앉아 있어도 아프고, 누워 있어도, 잘 때도 아프다. 차라리 서 있을 때가 덜 아프다고 한다. R.itb.M + L.itb.lo + L.ra.lo + L.rf.lo + R.rf.M 처음 몇 번인가는 침을 맞을수록 허리가 더 아프다고 해서 캐물으니, 그동안 진통제를 계속 먹어오다가 침 맞으면서 진통제를 딱 끊었다고 한다. 고개를 젖힐 때의 통증은 풀림. 좌측 목덜미 줄기 통증도 풀림. 며칠 더 지나서 허리를 숙일 때만 아픈 상태가 남았다.

263) 69Y, M

69Y, M A0535	C/C	좌측 무릎 외측 부위가 구부렸다 펴거나 하면 아프다.
(도해)	TX	장경인대 피로로 인한 증상이다. 자전거를 많이 타거나, 런지를 과도하게 하거나, 마라톤을 하거나 할 때 생긴다. L.itb.lo의 하단과 비골근의 상단을 자침한다. L.itb.lo + L.rf.M + L.pl.P 1달에 5~6회 맞으러 온다. 10% 정도 남았다고 한다. 쪼그려 앉기가 힘들었는데, 지금은 쪼그려 앉는 게 된다고 한다.

264) 27Y, F

27Y, F A0538	C/C	요통
(도해)	TX	허리가 아프다고 왔다. X-ray 보니 L5-S1이 조금 좁아진 정도이다. 그래서 별 신경 안 쓰고 B.itb, L3, 4, 5 자침하고 보냄. 다음 날 다시 와서 허리가 아파서 출근도 못 하고 왔다고 한다. 그래서 어떤 상황인지 자세히 물어보니 무거운 것을 보조하는 일을 하는데 며칠 전부터 허리가 뻐근하다가, 자전거 타고 출근하는데 허리가 확 아파지더라고 한다. "서서 일하면서 무거운 것을 든다"는 것이면, 서서 일한다(허리 + 다리) + 팔로 무거운 것을 든다(광배근)를 생각하면 된다. 그래서 요추 + 광배근 + 대퇴직근이 치료점이 된다. L3, 4, 5 + L.ld + B.itb + B.rf 발침 후 일어나서 전후좌우 다 움직여보고, 쪼그려 앉게도 해보고 하니 많이 풀렸다고 한다. 2번 더 맞고 끝이 났다.

265) 74Y, F

74Y, F A0539	C/C	좌 발목 시큰거림
(도해)	TX	좌 발목 골절 후 깁스함. 깁스 풀고 나서 재활 치료 중 보행 시 시큰거리고, 밤이 되면 발목이 붓는다고 한다. 골절된 부위의 혈액순환이 안 되는 증상이다. 좌측 다리로의 혈액순환을 개선시키는 치료를 한다. R.ra.lo + L.rf.lo + 태충(LR03) + 통곡(BL66) 몇 차례 치료 후 붓기는 바로 빠지고, 시큰거림도 풀렸다. 태충, 통곡은 경혈로써 쓰인 게 아니고, 발가락의 붓기에 대해서 아시혈 개념으로 놓은 것이다.

266) 70Y, F

70Y, F A0540	C/C	눈이 침침하고, 어질어질, 기운이 빠진다.
	TX	예전부터 눈이 침침하고, 어지럽고, 기운이 빠진다. 이것은 뇌로의 혈액공급이 원활치 않아서 나타나는 증상이다. L.ra.lo + L.scm.lo 하니, 눈이 맑아지고, 어지러운 게 풀린다. L5(0.5) 더 개운해진다.

267) 60Y, M

60Y, M A0541	C/C	우측 고관절 인공관절 수술 후에 SLR 불능 및 무릎 통증
	TX	12일 전에 우측 고관절의 인공관절 치환술 이후에 우측 무릎의 통증이 심하고, 다리를 구부리기도 힘들고 SLR을 할 수가 없다. 무릎부터 발등까지 통증이 있다. SLR 할 때 대퇴골을 당기는 것은 주로 내전근이 담당을 하는데, R.itb 후방으로 수술을 하여, 대퇴골의 좌우 대대관계가 내전근의 문제를 일으켜서 그렇다. R.ad.lo 하니 무릎 통증이 가라앉고, 다리를 들어올린다. 치료를 더해가면서 물어보니, 청소년 시절부터 운동선수 할 때부터 무릎이 아팠던 것이라고 하더라.

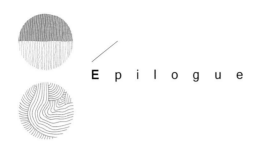

몇 번이나 임상을 정리하여 책으로 펴내려고 시도하였다. 그러나 이 세상의 모든 일은 때가 있는 것인지, 지금에서야 탈고에 이르렀다.

이 모든 내용은 필자가 침쟁이 생활 30여 년간 수많은 시행착오를 거쳐서 만들어낸 결과물이다. 너무나 많은 시행착오를 거쳤고, 인생의 한 부분을 아낌없이 쏟아부었다.

힘들 때마다 일보 후퇴, 이보 전진을 생각하고 大鵬萬里와 강태공으로 위안을 삼으며 버텨냈다. 오랜 세월을 버텨내고 노력해왔지만, 막상 뚜껑을 열어보니 그다지 대단하지 않은 내용인지도 모르겠다.

다만 현대의학의 관점에서 쉽게 이해를 할 수 있고, 누구나 똑같이 일정한 치료율을 보장해줄 수 있는 그런 것을 남기고 싶었다.

30여 년의 침쟁이 생활을 하다보니, 이렇게 사는 것도 타고난 나의 업이란 생각이 든다.

이걸 책으로 만들어낸다 하여도, 타고난 자질이 천차만별이기에 어느 누구나 다 잘할 수는 없겠지만, 적어도 침으로 아픈 사람을 낫게 해주고 싶다는 소망을 가진 사람이라면 열심히 터득해서 타고난 소명을 다하는 데 조그만 도움이 되었으면 한다.

斗率 金東賢

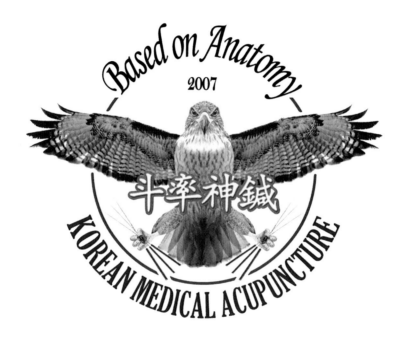